RÉPUBLIQUE FRANÇAISE.

MINISTÈRE DE L'INTÉRIEUR.

DIRECTION DE L'ASSISTANCE ET DE L'HYGIÈNE PUBLIQUES.

PROJET DE LOI

POUR LA

PROTECTION DE LA SANTÉ PUBLIQUE

PRÉSENTÉ A LA CHAMBRE DES DÉPUTÉS,

le 31 octobre 1891

au nom de **M. CARNOT**, président de la République,

par **M. CONSTANS**, ministre de l'intérieur.

EXPOSÉ DES MOTIFS ET PROJET DE LOI.

MELUN,
IMPRIMERIE ADMINISTRATIVE.

M DCCC XCII.

RÉPUBLIQUE FRANÇAISE.

MINISTÈRE DE L'INTÉRIEUR.

DIRECTION DE L'ASSISTANCE ET DE L'HYGIÈNE PUBLIQUES.

PROJET DE LOI

POUR LA

PROTECTION DE LA SANTÉ PUBLIQUE

PRÉSENTÉ A LA CHAMBRE DES DÉPUTÉS,

le 31 octobre 1891

au nom de **M. CARNOT**, président de la République,

par **M. CONSTANS**, ministre de l'intérieur.

EXPOSÉ DES MOTIFS ET PROJET DE LOI.

MELUN,
IMPRIMERIE ADMINISTRATIVE.

M DCCC XCII.

SOMMAIRE.

PROJET DE LOI

POUR LA

PROTECTION DE LA SANTÉ PUBLIQUE

PRÉSENTÉ A LA CHAMBRE DES DÉPUTÉS,

le 31 octobre 1891 (1)

au nom de **M. CARNOT,** président de la République,

par **M. CONSTANS,** ministre de l'intérieur.

EXPOSÉ DES MOTIFS.

Messieurs,

C'est une des plus importantes fonctions de tout gouvernement et c'est plus que d'un autre le devoir d'un gouvernement démocratique de veiller à la santé publique. S'il existe des maladies que l'on appelle à bon droit évitables, c'est-à-dire qui peuvent être évitées au moyen de mesures législatives ou réglementaires, c'est le devoir absolu du Gouvernement de provoquer ou de prendre de telles mesures. Le regretté Dr Fauvel, inspecteur général des services sanitaires, exprimait une opinion semblable dans le rapport présenté à l'appui du réglement sanitaire du 22 février 1876 (2) :

L'intérêt de la santé publique, disait-il, mérite surtout d'être pris en considération. C'est l'intérêt populaire par excellence, puisque c'est principalement parmi les classes peu aisées que sévissent les épidémies pestilentielles. Aussi est-ce au Gouvernement qu'il appartient de prendre en main la cause de l'intérêt sanitaire qui n'a pas d'autre protecteur puissant chargé de le défendre.

Ce que disait Fauvel des maladies pestilentielles est vrai de toutes les maladies transmissibles.

(1) Projet renvoyé à la commission de l'hygiène publique. — Annexe n° 1774. — 5e législature. — Session extraordinaire de 1891.

(2) *Recueil des travaux du comité consultatif d'hygiène publique de France et des actes officiels de l'administration sanitaire*, tome V, p. 41.

Le faible accroissement de la population crée à notre pays un péril qui préoccupe à juste titre tous ceux qui ont souci de sa prospérité. Dernièrement encore, à l'occasion d'une communication présentée par M. Lagneau, M. Rochard, après tant d'autres, dénonçait ce danger à la tribune de l'académie de médecine, dans sa séance du 10 mars 1891 (1).

A l'insuffisance de la natalité, l'administration ne peut, dans l'état actuel de notre législation, opposer aucune mesure efficace ; mais elle peut, en éclairant, en secondant les pratiques de l'hygiène privée, et, en cas de nécessité démontrée, en y suppléant au moyen des applications de l'hygiène publique, diminuer sûrement, parfois dans des proportions considérables, la mortalité.

Le taux de la mortalité en France pendant les cinq dernières années a été en moyenne de 22,21 décès par 1.000 habitants. En 1890, par suite surtout de la violente épidémie de grippe qui a sévi durant les premiers mois de l'année, cette proportion s'est élevée à 23,10, correspondant à un excédent de décès de 42.550 sur la moyenne des quatre années antérieures. Comme il est facile de le prévoir, c'est la population des villes qui supporte proportionnellement la plus forte part de la mortalité : pour l'ensemble des villes de plus de 10.000 habitants, représentant une population totale d'un peu plus de 9 millions (soit le quart de la France), la moyenne de la mortalité atteint 25,45 pour 1.000 ; elle est au contraire de 21,16 pour le reste de la France (28.700.000 habitants).

En présence de cette mortalité relativement élevée, il serait de la plus haute importance de pouvoir se rendre compte, par une statistique précise, des causes générales ou locales auxquelles doivent être attribués les décès, de leur répartition sur les diverses régions du territoire. Une telle statistique, qui a été organisée et fonctionne depuis un temps plus ou moins long dans d'autres pays d'Europe, notamment en Angleterre et en Italie, est le prélude indispensable de toute œuvre d'assainissement et d'hygiène. Pour combattre le mal, il faut d'abord savoir où il est, connaître dans quelles conditions il se présente et dans quelle mesure ces conditions peuvent être favorablement modifiées.

Or non seulement la statistique des causes de décès n'est pas encore généralisée en France, mais de plus, sur les points même où

(1) Rapport sur le faible accroissement de la population en France.

elle a été exceptionnellement organisée, elle se heurte soit à l'indifférence du corps médical, soit à une objection tirée de l'obligation du secret professionnel (art. 378 du code pénal). Dans l'étude spéciale qu'il a consacrée à cette importante question, sur laquelle nous aurons l'occasion de revenir, M. le professeur Brouardel a démontré, avec sa haute autorité, qu'il était possible de concilier les intérêts de la santé publique avec le respect du secret médical. Après avoir nettement précisé les garanties de sécurité qui doivent être assurées tant aux médecins qu'aux malades contre toute chance de divulgation, l'éminent doyen de la faculté de médecine a conclu à rendre obligatoire pour le médecin traitant la déclaration de la cause du décès pour certaines maladies.

Tant que cette disposition, qu'il importe de rendre légale pour lever tout scrupule de la part des médecins, n'aura pas été obtenue, il demeurera impossible d'établir une géographie médicale de la France.

Toutefois, sans attendre qu'il soit permis d'entreprendre cette œuvre d'ensemble si désirable, on a tenté de recueillir et de grouper, au moins pour les villes de France les plus importantes, des données statistiques sommaires, qui, pour incomplètes qu'elles soient, n'en sont pas moins intéressantes.

Il a été ainsi possible de dresser une récapitulation des principales causes de décès relevées dans les villes de France de plus de 10.000 habitants, au nombre de 200 (1), qui ont fourni, de 1886 à 1890 (4 ans), des renseignements statistiques suffisamment complets et comparables. Voici un extrait de cette récapitulation pour les maladies transmissibles ou épidémiques (2) :

(1) Le nombre total des villes de plus de 10.000 habitants est de 229 (recensement de 1886) ; — 29 n'ont fourni par suite des difficultés rencontrées auprès du corps médical, que des renseignements nuls ou incomplets.

(2) *Statistique sanitaire des villes de France pendant l'année 1890 et la période quinquennale 1886-1890*, pp. 51 et 52.

Population totale représentée : 8.673.489 habitants.

	TOTAL DES DÉCÈS (4 ans).	MOYENNE ANNUELLE.	PROPORTION par 1.000 HABITANTS.	RAPPORT au TOTAL GÉNÉRAL des décès.
Fièvre typhoïde	19.554	4.890	0,56	1 sur 44,5
Variole	9.013	2.253	0,26	1 — 96,2
Rougeole	18.274	4.568	0,52	1 — 47,8
Diphtérie	23.337	5.834	0,67	1 — 37,5
Scarlatine	2.791	698	0,08	1 — 314,7
Coqueluche	6.116	1.529	0,17	1 — 143,0
	79.085	19.771	2,28	1 — 11,0
Diarrhée et gastro-entérite	73.465	18.366	2,11	1 — 12,9
	152.550	38.137	4,40	1 — 5,7
Tuberculose	131.084	32.771	3,77	1 — 7,4
	283.634	70.908	8,17	1 — 3,0

La tuberculose se répartit de la manière suivante, d'après l'importance de la population :

	Moyenne annuelle pour 1.000 habitants.
Ville de Paris	5,32
Villes de plus de 100,000 habitants	3,70
— — 20,000 —	3,19
— — 10,000 —	3,00
Ensemble	3,77

Ce simple exposé suffit pour faire ressortir la part considérable qui incombe, dans la mortalité générale, aux maladies épidémiques, à la diarrhée, qui frappe presque exclusivement les enfants du premier âge, et surtout à la tuberculose. Il est urgent de poursuivre cette enquête et d'apporter par l'hygiène un remède aux maux qu'elle dévoile.

En ce qui concerne spécialement la fièvre typhoïde, M. le professeur Brouardel a trouvé, dans la statistique médicale de l'armée la précision, l'uniformité et surtout l'ensemble que ne peuvent offrir, en l'état actuel, les statistiques civiles. Son étude, qui porte sur une période de dix-sept ans (1872 à 1888) et passe successivement en revue chacune des garnisons de France et d'Algérie (1), se termine par le tableau récapitulatif reproduit ci-après, constatation tristement éloquente des ravages exercés par la fièvre typhoïde sur des hommes dans la force de l'âge. Et ici la population civile et la population militaire sont presque toujours solidaires l'une de l'autre : « d'une façon générale, dit M. Brouardel, les villes malsaines ont une population militaire très frappée. »

Mortalité par fièvre typhoïde dans l'armée de France et d'Algérie de 1872 à 1888 (17 ans).

PÉRIODES.	EFFECTIF.	NOMBRE des DÉCÈS	PROPORTION par 10.000 HOMMES.
1872 à 1876	1.831.911	5.509	30,0
1877 à 1881	2.154.870	7.164	33,2
1882 à 1886	2.188.725	5.346	24,4
1887 et 1888	898.532	1.817	20,3
ENSEMBLE (1872-1888)	7.074.038	19.836	28,0

Dès 1880, l'attention de la Chambre était appelée sur la nécessité de sauvegarder les intérêts de la santé publique.

Il est nécessaire, disait M. le Dr Liouville, de réaliser complètement une organisation sanitaire et humanitaire qui réponde véritablement aux exigences chaque jour mieux connues de la salubrité et de la santé publiques, pour l'exécution des mesures protectrices qui marquent, on peut le dire, le niveau de l'élévation d'une population civilisée.

Cette proposition, formulée dans le rapport sur le budget du ministère de l'intérieur, en 1881, a été renouvelée l'année suivante dans les mêmes conditions.

(1) *Recueil précité*, tome XXI, p. 198.

En 1884, le rapporteur du budget du même ministère exprimait la même pensée. Voici dans quels termes s'exprimait M. Thomson :

Parmi les réformes dont l'opinion réclame la prompte réalisation se place à coup sûr celle de notre régime sanitaire. Souvent il a été constaté, et malheureusement avec juste raison, que nous avions un effort considérable à faire pour porter nos services d'hygiène et d'assistance au degré de perfection qu'ils ont atteint chez la plupart des grandes nations d'Europe.

S'inspirant de ces considérations, un grand nombre de députés de toutes nuances présentèrent, le 26 juin 1886, une proposition de loi concernant l'organisation de la santé publique. Dans l'exposé des motifs de cette proposition, on relève les observations suivantes :

La faiblesse de la natalité de la population française comparée à celle des peuples voisins et l'excédent de moins en moins élevé en France des naissances sur les décès nous font un devoir de nous efforcer d'obtenir une diminution de plus en plus grande de la mortalité par les maladies transmissibles.

Pour répondre au vœu de la Chambre, le Gouvernement déposait le 13 janvier 1887 :

1° un projet de loi relatif à l'organisation des services de l'hygiène publique ;

2° un projet de loi relatif à l'assainissement des logements et habitations insalubres.

Ces projets, examinés par une commission spéciale, ont donné lieu à un remarquable rapport de M. Chamberland, dont un grand nombre de députés ont certainement gardé le souvenir.

Après avoir comparé notre mortalité à celle des pays qui nous entourent, Angleterre, Belgique, Bavière, Suisse, Italie, le rapporteur établissait que la France est, après l'Italie, le pays où la mortalité, à partir d'un an, est la plus élevée.

Il faisait ressortir la nécessité de prendre des mesures prophylactiques pour prévenir et combattre les maladies transmissibles auxquelles la population civile et l'armée, plus particulièrement atteinte par la fièvre typhoïde, payent chaque année un si lourd tribut.

Il démontrait enfin la nécessité de procéder à une réorganisation des services de l'hygiène, qui seule pouvait permettre de protéger efficacement la santé publique, en assurant la lutte contre les maladies contagieuses ou épidémiques.

Ainsi se trouvait posée devant le parlement la question de la réforme de la législation et de l'administration sanitaires.

Ces projets de loi, n'ayant pu être discutés avant la fin de la législature, ont été reproduits à titre de propositions. La commission parlementaire chargée de les examiner a demandé au Gouvernement de lui faire connaître son opinion, et celui-ci, après avoir pris à son tour l'avis du comité consultatif d'hygiène publique de France, qui a consacré à l'examen du projet de nombreuses séances, a arrêté le projet de loi qu'il a l'honneur de soumettre à vos délibérations.

Cet exposé des motifs aura souvent recours, pour la justification des articles, au rapport présenté au comité consultatif d'hygiène publique de France par M. le Dr A.-J. Martin (1). Dès à présent, nous ferons à ce rapport un emprunt important.

Le rapporteur définit la législation sanitaire et les devoirs qui incombent à l'État pour la protection de la santé publique dans les termes suivants :

La législation sanitaire comprend l'ensemble des dispositions légales et administratives qui ont pour but de préserver et de maintenir la santé publique.

Si l'autorité ne peut exercer qu'une action indirecte sur quelques-unes des causes de maladie et d'insalubrité, si elle doit souvent se borner à donner, avec le concours des hommes de l'art, l'enseignement d'une bonne hygiène sous toutes ses formes, il est des cas dans lesquels elle doit user de ses prérogatives. Ces cas sont surtout ceux pour lesquels l'insalubrité dépend d'une cause extérieure.

Nul ne peut imposer de lui-même à son voisin la suppression d'une mare infecte, d'un dépôt de matières pestilentielles, l'isolement d'un malade atteint d'une affection transmissible ; nul ne peut se soustraire de lui-même aux dangers dont le menace l'insalubrité d'une ville qui n'a ni égouts ni eau potable et forcer le pouvoir municipal à l'assainir. Les mesures d'assainissement impliquent une contrainte à l'égard soit des particuliers, soit des pouvoirs locaux et il n'appartient qu'à l'autorité publique de l'exercer.

S'agit-il d'assurer la salubrité de tous les produits de l'alimentation ? C'est par des restrictions spéciales qu'il faut procéder à l'égard de la liberté du commerce, par des visites, des pénalités, la confiscation, la destruction des objets avariés et falsifiés nuisibles à la santé. Ici, il est nécessaire de protéger la santé des enfants contre les mauvais soins des nourrices mercenaires ou contre les mauvais traitements des parents qui exploitent leurs forces prématurément en les livrant aux usines, ateliers, manufactures. Là, c'est contre l'invasion des maladies transmissibles qu'il devient indispensable de prémunir les populations à l'aide de tout un ensemble de mesures qu'on peut résumer dans les termes suivants : information officielle des cas constatés, isolement dans les limites du possible, désinfection sous toutes ses formes, vaccination préventive dans quelques cas.

Il appartient sans doute à chacun des habitants d'une cité de prendre de lui-même les précautions qu'il croit nécessaires contre l'invasion et la propagation des maladies transmissibles ; il est loisible à chacun de nous de s'efforcer de trouver un abri contre les causes si nombreuses d'insalubrité du milieu où nous sommes

(1) *Recueil précité*, tome XXI, p. 353.

appelés à vivre; ce sont toutefois affaires particulières dont on ne peut attendre une généralisation suffisante que des progrès, des mœurs et de l'instruction.

Aussi personne n'a-t-il jamais prétendu qu'en un grand nombre de circonstances les pouvoirs publics, comme la loi leur en confère d'ailleurs le droit, n'aient aussi le devoir de venir en aide aux efforts tentés par les citoyens eux-mêmes en ce sens.

Il faut que de tels soucis soient le moins souvent possible confiés à la sollicitude et à l'action trop fréquemment débile de ces derniers. Que la puissance publique ne s'exerce alors qu'avec impartialité et compétence, que son autorité ait en pareille matière une responsabilité et un contrôle suffisants pour que l'intérêt général soit soigneusement et complètement sauvegardé, et l'on ne fera nulle difficulté de reconnaître que, si la prophylaxie peut et doit être personnelle à l'individu, il y a tout avantage à ce qu'elle appartienne aussi aux représentants du corps social tout entier.

Ces principes sont ceux qui justifient toute la législation sanitaire.

Une des tâches les plus importantes qui incombent au Gouvernement est d'assurer la salubrité des agglomérations, des propriétés publiques ou privées, des communes et des habitations.

En 1885, parlant à la Sorbonne, M. Brouardel, président du Comité, disait :

Quand le territoire est envahi, nous n'avons qu'une question à poser aux municipalités : quelles mesures avez-vous prises pour assainir votre ville ? On ne fait pas l'assainissement d'une ville subitement, il faut des années. Si la municipalité a fourni de l'eau pure, si les maisons sont propres, les déjections enlevées sans communication possible avec l'air et l'eau, nous pourrons leur dire hardiment : vous êtes à l'abri ; pour vous, les mesures que nous prenons sur la mer Rouge, dans les ports, sont des mesures inutiles, vous êtes de roc ; les germes morbides mourront sur votre sol. Pour moi, je n'hésite pas à l'affirmer, c'est la vraie solution, celle de l'avenir.

M. Brouardel parlait alors du choléra, mais il n'eût point parlé autrement de la fièvre typhoïde, ou plutôt il l'assimilait complètement au choléra au point de vue de son développement dans les milieux insalubres.

Les villes qui payent un large tribut à la fièvre typhoïde, disait-il dans un rapport adressé au ministre du commerce en 1885, sont celles où ont sévi avec le plus d'intensité les épidémies de choléra. Ces deux maladies infectieuses trouvent dans les mêmes conditions d'insalubrité leur plus puissant auxiliaire (1).

L'année suivante, ayant à se prononcer sur les mesures proposées pour l'assainissement de Toulon, M. Brouardel exprimait encore la même opinion (2) :

(1) Rapport à M. le ministre du commerce sur l'épidémie de choléra à Marseille (1885). — *Recueil précité*, tome XV, p. 191.
(2) *Recueil précité*, tome XVI, p. 145.

Que ces maladies infectieuses soient d'origine exotique, comme le choléra, ou endémiques dans notre pays, ce sont toujours ces mêmes villes qui payent à ces affections le plus lourd tribut et chacune d'elles, grâce à la rapidité actuelle des moyens de communication, constitue une menace pour le territoire tout entier. Certaines villes, d'autre part, sont, comme Toulon, un lieu de passage et de transport incessant de troupes et de marins; il y a donc un intérêt gouvernemental à assurer tout d'abord leur assainissement pour éviter que ces corps de troupes ne transportent les germes de maladies contractées pendant leur passage dans de pareilles villes.

Les villes malsaines déciment l'armée; celle-ci, à son tour, dissémine les maladies contagieuses et notamment la fièvre typhoïde.

La même thèse a été développée par M. le professeur Proust, inspecteur général des services sanitaires, dans un rapport adressé le 10 août 1889 au ministre de l'intérieur (1), rapport qui se termine par les conclusions suivantes :

1° La méthode antiseptique et les pansements propres ont diminué dans des proportions considérables la mortalité des femmes en couches et des opérés. Il serait facile d'obtenir, par l'assainissement des localités malsaines, des résultats aussi heureux pour la prophylaxie des maladies infectieuses et contagieuses.

2° Les succès obtenus à la suite de leur assainissement par certaines villes étrangères, comme diminution de leur mortalité générale et surtout comme diminution de la mortalité par la fièvre typhoïde, sont établis par la statistique.

3° C'est seulement lorsque nos villes seront assainies que l'on verra diminuer dans une proportion considérable la mortalité causée par les maladies infectieuses et surtout par la fièvre typhoïde, et dans la population civile et dans notre armée.

4° C'est seulement alors que, nos ports présentant un terrain réfractaire à la pénétration des germes morbides exotiques, on pourra supprimer complètement les dernières entraves quarantenaires.

5° Il est donc du devoir des municipalités et du Gouvernement d'assainir dans le plus bref délai possible les villes, les ports et le pays tout entier.

Ces principes, qui malheureusement sont restés en France, jusqu'à ce jour, presque uniquement à l'état de théories, ont reçu à l'étranger de nombreuses applications. Des villes importantes ont entrepris leur assainissement et ont vu leur mortalité décroître.

Citons quelques exemples : à Berlin, la mortalité, qui atteignait 39 pour 1.000 habitants en 1871, s'est abaissée successivement à 33, à 30 et à 29 à la suite de l'exécution d'un plan de travaux qui comprenait toute la voirie, toute l'alimentation en eau et l'assainissement de la ville.

(1) *Recueil précité*, tome XIX, p. 435.

A Bruxelles, où un vaste réseau d'égouts a été construit, la moyenne mensuelle des décès par fièvre typhoïde, qui, de 1864 à 1873, était de 16,5, est tombée, pendant la période de 1874 à 1880, à 8,5. La moyenne mensuelle des décès par le croup et l'angine passait pendant les mêmes périodes de 10,5 à 3,4, et pour la scarlatine de 6 à 1,1.

Mais c'est surtout en Angleterre que les résultats obtenus sont concluants; ils le sont au point que nous croyons devoir les indiquer avec quelque détail.

En 1839, sous l'impulsion de William Farr, qui partage avec Edwin Chadwick la gloire d'avoir créé et dirigé le mouvement sanitaire dans la Grande-Bretagne, fut organisé un service d'information sur les causes de décès, le sexe, l'âge et la résidence des décédés.

Ce service fut conduit avec beaucoup d'esprit de suite. En constatant le nombre de décès, on sut quels étaient les lieux où la mortalité était le plus considérable. En classant les causes de décès, on apprit quelles étaient les maladies qui faisaient le plus de victimes. L'on reconnut alors que le taux de la mortalité s'élevait avec l'insalubrité des conditions générales de la vie. Des villes importantes entreprirent des travaux d'assainissement, et les résultats furent favorables. Au bout de quelques années, c'était une chose acquise que la salubrité publique a pour conséquence l'abaissement du taux de la mortalité et que, parmi les travaux d'assainissement, ceux qui contribuent le plus à cet abaissement sont les travaux qui assurent la pureté des eaux potables et ceux qui assurent l'enlèvement immédiat des matières usées.

Cependant, jusqu'en 1871 et même jusqu'en 1875, les travaux d'assainissement se poursuivirent lentement, sans vue d'ensemble, au hasard des bonnes intentions locales, à peu près comme ils se poursuivent en France à l'heure présente.

En 1871, la situation se modifia considérablement. Le *Local Government Board*, véritable direction de l'assistance et de l'hygiène publiques, fut institué. Il se mit immédiatement à l'œuvre : il prépara et fit voter en 1875 le *Public Health Act*, loi générale pour la protection de la santé publique.

Dès lors, tout ce qui concerne la santé publique prit un essor extraordinaire.

La mortalité générale s'abaissa dans des proportions énormes.

Le taux annuel de cette mortalité avait été, pour la période décennale 1861-1870, de 22,52 pour 1.000 habitants, le même, à très peu de chose près, qu'il avait été de 1838 à 1865 (22,35). Pour la période décennale 1880-1889, alors que les effets de la loi sanitaire commençaient à se faire sentir, il a été de 19,08. Il a été en 1887, de 18,8 ; en 1888, de 17,8 ; en 1889, de 17,9. Cette diminution moyenne de 3,44 par 1.000 se répartit ainsi : maladies dites évitables (rougeole, 0,002 ; diphtérie, 0,033 ; coqueluche, 0,078 ; choléra, 0,091 ; variole, 0,114 ; diarrhée, dysenterie, 0,256 ; scarlatine, 0,592 ; fièvre typhoïde, 0,636 ; phtisie, 0,74 ; autres maladies, 0,90.

Si en France, par une bonne législation et une bonne administration sanitaire, on obtenait un abaissement du taux de la mortalité égal à celui qui a été obtenu en Angleterre, on sauverait chaque année plus de 130.000 existences.

L'expérience a donc prouvé que la science ne s'était pas trompée en affirmant qu'on exercerait une influence considérable sur la mortalité par des mesures d'assainissement.

L'obstacle que rencontre l'œuvre de l'assainissement est dans la dépense immédiate qu'elle entraîne. L'immense majorité des conseils municipaux apporte dans la gestion des deniers communaux les habitudes d'économie qui sont l'un des traits caractéristiques de la population française. Il faut les en louer, mais il faut en même temps s'efforcer de leur faire comprendre qu'il est des dépenses productives, qu'au nombre de celles-là sont les dépenses qui diminuent le contingent payé à la maladie ou à la mort ; il faut leur faire comprendre en même temps qu'il est des dépenses, et les dépenses sanitaires judicieusement faites sont de celles-là, qui sont un devoir social.

D'ailleurs, il est bien des cas où les travaux d'assainissement peuvent se faire sans grandes charges pour la caisse communale. Nous établirons plus loin que la salubrité d'une propriété est une charge naturelle de cette propriété : que l'on n'a pas le droit d'avoir une maison insalubre ; en donnant de l'eau à une maison, en la rattachant à un égout, où elle se débarrasse des résidus de la vie, la commune fournit au propriétaire, dans des conditions à la fois efficaces et peu coûteuses, les moyens d'accomplir son devoir, c'est-à-dire d'assainir cette maison. La commune peut donc exiger de ce propriétaire la contre-partie du service qu'elle lui rend en faisant sa propre affaire *(negotiorum gestor)* : elle peut réclamer une redevance pour l'eau, un droit de chute pour l'égout. Rien n'empêche que ces redevances et ces droits soient calculés de telle sorte que leur montant représente à peu près l'intérêt et l'amortissement du capital employé aux travaux. C'est ce qui vient de se faire pour la ville de Marseille ; la loi (1) en vertu de laquelle se poursuit la construction d'égouts à Marseille a autorisé cette ville :

1° à percevoir des propriétaires des constructions riveraines des voies où de nouveaux égouts publics seraient construits une taxe proportionnelle à la longueur des façades de leurs immeubles ;

2° à percevoir, pendant cinquante ans, des propriétaires riverains des voies desservies par les égouts anciens ou nouvellement établis une taxe fixe et annuelle proportionnelle au revenu net imposable des immeubles (2).

Il ne serait même pas impossible que les travaux d'assainissement fussent une source de profit, soit pour la commune, soit pour le concessionnaire qui aurait consenti à les entreprendre à ses risques et périls.

Ce qui est vrai de la commune à l'égard de chacune de ses maisons est également vrai de la nation à l'égard de chacune des communes. L'administration sanitaire doit être armée par la loi de telle sorte que, lorsqu'une commune a été reconnue insalubre, elle puisse mettre cette commune en demeure de s'assainir. La commune cède-t-elle ? L'autorité locale entreprend-elle les travaux nécessaires ? Personne ne se substituera à elle, personne ne la troublera dans son action. Mais si elle résiste, si elle ne comprend pas son intérêt et son devoir, si elle est plus sensible à la dépense qu'au danger qu'elle fait courir à ses citoyens et aux communes voisines, l'administration supérieure doit pouvoir intervenir. Cette intervention ne s'exercera que dans la limite des exigences strictement nécessaires. Mais il faut qu'elle s'exerce.

En effet, la salubrité d'une localité n'intéresse pas seulement cette localité. Le territoire est menacé par l'insalubrité de l'une

(1) Loi du 24 juillet 1891 (*Journal officiel*, 1er du 25 juillet).

(2) Voir le rapport présenté par M. Jules-Charles Roux, député, au nom de la commission parlementaire chargée d'examiner le projet de loi pour l'assainissement de Marseille. Ce rapport est un document précieux pour l'hygiène publique; il complète très heureusement sur plusieurs points celui de M. Chamberland ; ce qu'il dit de l'assainissement de Marseille est en grande partie applicable à toute autre ville.

quelconque de ses parties. Ici se touche du doigt la solidarité sociale. Qu'aux environs d'une ville, un village entretienne des foyers d'infection, peut-être ce voisinage suffira-t-il pour restreindre dans une mesure plus ou moins fâcheuse le bénéfice des dépenses faites par la ville pour son assainissement.

La législation actuelle donne-t-elle au Gouvernement ce droit d'intervention? Donne-t-elle aux municipalités des pouvoirs suffisants pour remplir les devoirs qui leur incombent?

La base de notre législation sanitaire est la compétence des maires et des préfets en matière de police municipale.

Aux termes de la loi du 5 avril 1884, qui n'a fait que reproduire sur ce point les dispositions des lois antérieures :

Le maire est chargé, sous la surveillance de l'administration supérieure, de la police municipale, de la police rurale et de l'exécution des actes de l'autorité supérieure qui y sont relatifs (art. 91).

La police municipale a pour objet d'assurer le bon ordre, la sûreté et la salubrité publiques. Elle comprend notamment :

« . . . 6° le soin de prévenir et celui de faire cesser les maladies épidémiques ou contagieuses » (art. 97).

Les pouvoirs qui appartiennent aux maires en vertu de l'article 91 ne font pas obstacle au droit du préfet de prendre pour toutes les communes du département ou plusieurs d'entre elles, et dans tous les cas où il n'y aurait pas été pourvu par les autorités municipales, toutes les mesures relatives au maintien de la salubrité publique.

Ce droit ne pourra être exercé à l'égard d'une seule commune qu'après une mise en demeure au maire restée sans résultat (art. 99).

Théoriquement ces dispositions semblent conférer au maire et au préfet les pouvoirs les plus étendus. Dans la pratique, ils n'en ont pour ainsi dire aucun, parce que ni le maire ni le préfet ne peuvent faire exécuter aucun travail entraînant une dépense si le conseil municipal n'a voté les fonds pour faire face à cette dépense. Que la nécessité, que l'urgence des travaux soient surabondamment démontrées, que la santé des citoyens soit évidemment en péril, que l'arrêté pris par le maire soit en lui-même inattaquable, aucun pouvoir au monde ne peut contraindre le budget communal à supporter la dépense, car cette dépense n'entre dans aucune des catégories de dépenses obligatoires énumérées par l'article 136 de la loi du 5 avril 1884. Or quelles sont les mesures de salubrité qui n'aboutissent pas à une dépense?

A l'égard des particuliers, on constate la même impuissance de l'autorité.

Si, en effet, le maire peut, dans un intérêt de salubrité publique, enjoindre aux propriétaires de faire des travaux d'assainissement, il ne peut, suivant la jurisprudence de la cour de cassation, prescrire un moyen exclusivement obligatoire de faire disparaître les causes d'insalubrité (1).

Il ne pourrait pas, par exemple, prescrire à des propriétaires de combler, au moyen de remblais, des mares et des flaques d'eau insalubres. C'est ce qu'a décidé la cour de cassation par un arrêt du 23 juillet 1864. Il semble bien que, ainsi que le dit l'arrêtiste de Dalloz rapportant cette décision :

> Conférer à l'autorité municipale le droit de prendre des précautions convenables pour prévenir les épidémies, c'est évidemment l'établir juge des moyens qui peuvent atteindre ce but. Comment cette autorité pourrait-elle remplir l'importante mission confiée à sa vigilance, si elle devait s'en rapporter aux divers essais que feraient les habitants, et si elle n'avait pas le droit de prescrire l'emploi des moyens dont elle a fait étudier et constater l'efficacité ?

Mais aucun argument n'a prévalu contre cette jurisprudence, qui s'est affirmée dans le sens de l'interprétation la plus étroite de la loi. Un maire qui ordonne à un propriétaire d'assainir sa maison ne peut, en vertu de ses pouvoirs de police, indiquer aucun mode d'assainissement. Il peut, sans doute, recourir à la loi du 13 avril 1850 sur les logements insalubres : mais les difficultés de fonctionnement de cette loi sont telles que depuis plus de quarante ans qu'elle existe, il n'y a pas plus de quatre ou cinq villes en France qui s'en servent. En réalité les administrations municipales et départementales sont désarmées.

Le Gouvernement, il est vrai, serait libre, en ce qui concerne l'assainissement des communes, de puiser dans la loi du 16 septembre 1807 des droits qui font défaut aux autorités locales. Cette loi, par ses articles 35, 36 et 37 (2), permet au Gouvernement d'ordonner les travaux de salubrité qui intéressent les communes ; elle permet d'imposer la dépense aux communes intéressées ainsi qu'aux particuliers qui retirent des travaux des avantages immédiats. Elle aurait donc pu fournir le moyen d'entreprendre l'assainissement

(1) Cour de cassation, 27 juin 1879.
(2) Voir le texte de ces articles plus loin, p. 18.

des agglomérations urbaines et rurales. On n'y a pourtant fait appel que dans des circonstances tout à fait exceptionnelles. Les pouvoirs que cette loi donne au Gouvernement sont si étendus, il est si évident que le législateur de 1807 ne pouvait pas avoir en vue les mesures prophylactiques destinées à combattre les maladies transmissibles, le respect de la propriété individuelle a si longtemps primé les considérations d'intérêt général, que l'on n'a pas osé jusqu'ici appliquer la loi de 1807. Le Gouvernement vous propose de décider qu'elle sera appliquée lorsque, la nécessité de travaux d'assainissement étant démontrée, la commune se refuse à les entreprendre.

Il vous propose également de donner une sanction plus efficace au pouvoir de police qui appartient au maire et au préfet en l'affranchissant des entraves de la loi du 13 avril 1850 et des difficultés résultant d'une interprétation trop étroite des articles 91, 97 et 99 de la loi du 5 avril 1884.

Il vous demande enfin, lorsqu'une épidémie, née et se développant à l'intérieur, constituerait un danger grave, que ne suffiront pas à conjurer les mesures prises par les autorités locales, de donner au Gouvernement le droit d'appliquer, en la dégageant de ses pénalités excessives, la loi du 3 mars 1822. Cette loi a permis à diverses reprises de défendre efficacement le territoire contre l'importation des maladies pestilentielles exotiques.

Afin de garantir les intéressés contre l'abus de ces pouvoirs nouveaux, l'administration ne pourra les exercer que sur l'avis conforme des conseils compétents, déjà existants en vertu des dispositions antérieures et dont les délibérations éclaireront ses décisions.

Ces propositions constituent les bases du projet de loi. Il a paru que la législation nouvelle serait d'autant plus facilement acceptée, d'autant plus sûrement mise à exécution qu'elle s'écarterait moins des dispositions qui figurent déjà dans nos codes. Il sera possible, en procédant ainsi, de n'inscrire dans la loi nouvelle qu'un petit nombre de prescriptions essentielles.

Les cinq premiers articles du projet ont trait à la salubrité des communes et des habitations.

L'article 6 complète ces dispositions en réprimant tout acte qui aurait pour résultat de polluer les eaux d'alimentation.

Ensuite prend place dans le projet (art. 7, 8, 9, 10) la prophylaxie des maladies transmissibles comprenant :

l'information officielle des cas de maladie, qui seule peut permettre d'entreprendre à temps et efficacement la lutte contre les épidémies ;

la vaccination et la revaccination obligatoires ;

l'obligation d'avoir dans chaque commune un règlement sanitaire;

l'application, si ces mesures sont insuffisantes, de la loi du 3 mars 1822 aux épidémies nées ou se développant à l'intérieur.

Enfin les derniers articles du projet (11 à 18) déterminent :

les attributions et le fonctionnement des comité, conseils et commissions d'hygiène, appelés à éclairer l'administration par leurs délibérations ;

l'organisation du service administratif chargé de l'exécution de la loi et de la surveillance des mesures sanitaires ;

les peines édictées pour réprimer les contraventions à la loi.

Article premier.

Lorsque le mauvais état sanitaire d'une commune nécessite des travaux d'assainissement ou lorsqu'une commune n'est pas pourvue d'eau potable de bonne qualité, en quantité suffisante pour les besoins de ses habitants, le préfet invite le conseil départemental d'hygiène à délibérer sur l'utilité et la nature des travaux jugés nécessaires.

En cas d'avis contraire à l'exécution de ces travaux, le préfet transmet la délibération du conseil au ministre de l'intérieur qui, s'il le juge à propos, soumet la question au comité consultatif d'hygiène publique de France.

Sur l'avis conforme du conseil départemental d'hygiène ou du comité consultatif d'hygiène publique, le préfet met la commune en demeure de procéder aux travaux.

Si le conseil municipal n'a pris, dans le délai de trois mois à partir de ladite mise en demeure, aucune mesure en vue de l'exécution des travaux, ou s'il est devenu manifeste qu'il se refuse à leur exécution, ces travaux sont ordonnés par le Gouvernement et la dépense pourra être mise intégralement à la charge de la commune dans les conditions de la loi du 16 septembre 1807 (1).

(1) Loi du 16 septembre 1807 :
Art. 35. — Tous les travaux de salubrité qui intéressent les villes et les communes

Le conseil général statue dans les conditions prévues par l'article 46 de la loi du 10 août 1871 sur la participation du département aux dépenses des travaux spécifiés ci-dessus.

L'article premier proclame l'obligation pour les agglomérations urbaines ou rurales, reconnues insalubres, de s'assainir. L'obligation naît à la suite de la constatation du mauvais état sanitaire permanent de la commune. Le plus habituellement, ce mauvais état sanitaire se manifeste par la fréquence des maladies transmissibles.

L'existence dans une ville, dit M. le professeur Arnould, des cas sporadiques de fièvre typhoïde, surtout de ceux qui se présentent par petits groupes, prouve l'infection des milieux, l'imminence des épidémies et par conséquent l'insuffisance de l'assainissement urbain.

La statistique du nombre des décès et des maladies qui les ont occasionnés permettra de suivre, pour chacune des villes ou communes, les fluctuations de la santé publique.

Lorsqu'une commune aura été signalée à l'attention publique par la fréquence des épidémies, la multiplicité des cas de maladies transmissibles, l'élévation de la mortalité, l'administration se trouvera naturellement amenée à rechercher quelles sont les conditions indispensables à la salubrité des agglomérations qui ne s'y trouvent pas respectées.

Deux conditions sont essentielles :

La commune doit recevoir en quantité suffisante une eau potable à l'abri de toute souillure, et elle doit écouler sans arrêt ni stagnation possible, et rejeter au loin, avant toute fermentation, les matières impures et les eaux usées de la vie et de l'industrie (1).

Amenée d'une eau pure sans souillure possible, enlèvement des matières usées sans stagnation possible, tels sont, en effet, les deux termes principaux de l'assainissement.

Sous l'impulsion des découvertes microbiologiques effectuées

seront ordonnés par le Gouvernement, et les dépenses supportées par les communes intéressées.

Art. 36. — Tout ce qui est relatif aux travaux de salubrité sera réglé par l'administration publique ; elle aura égard, lors de la rédaction du rôle de la contribution spéciale destinée à faire face aux dépenses de ce genre de travaux, aux avantages immédiats qu'acquerraient telles ou telles propriétés privées pour les faire contribuer à la décharge de la commune dans les proportions variées et justifiées par les circonstances.

Art. 37. — L'exécution des deux articles précédents restera dans les attributions des préfets et des conseils de préfecture.

(1) Rapport de M. Proust, inspecteur général des services sanitaires, sur l'assainissement des villes, 19 août 1889. — *Recueil précité*, tome XIX, p. 435.

dans ces dernières années, le rôle, sinon exclusif, du moins prépondérant que l'on peut attribuer à l'eau dans l'éclosion et la propagation de la fièvre typhoïde ressort chaque jour davantage des enquêtes locales. Fort de cette démonstration, M. le ministre de la guerre poursuit une œuvre d'assainissement dont le programme ne sera complètement réalisé que le jour où les moindres unités militaires seront pourvues d'eau présentant toutes garanties de salubrité. Les populations civiles ne doivent pas être traitées moins favorablement que les populations militaires; les intérêts sanitaires de toutes deux sont d'ailleurs étroitement liés.

La seconde condition d'assainissement résulte de la nécessité de débarrasser l'agglomération des résidus de toute nature susceptibles de vicier l'air, d'infecter le sous-sol, de polluer l'eau des puits et des rivières : eaux ménagères, eaux de lavoirs, produits résiduaires des usines, immondices et surtout matières excrémentitielles.

Parmi les dépendances des habitations qui peuvent le plus porter atteinte à la salubrité, dit le rapporteur du comité consultatif, à en juger par les nombreuses constatations qui en ont été faites, se trouvent les puits, les puisards, les égouts, les fosses à purin non étanches et les réservoirs naturels ou artificiels, lorsque ces divers ouvrages ne sont pas construits, nettoyés ou entretenus dans des conditions réglementaires.

Il importe d'assainir les puits en protégeant les nappes d'eau souterraines contre les infiltrations infectes de la surface, de supprimer les puisards, les fosses d'aisances, les fosses à purin non étanches, de construire des égouts qui facilitent l'écoulement rapide des eaux sales, d'exiger l'enlèvement fréquent des matières fécales et des immondices.

C'est au conseil d'hygiène qu'il appartiendra d'apprécier si des travaux d'assainissement sont nécessaires, le préfet ne pouvant mettre la commune en demeure d'exécuter des travaux que sur l'avis conforme de ce conseil.

En cas d'avis contraire à l'exécution des travaux soit d'assainissement, soit d'amenée d'eau, le préfet transmettra la délibération au ministre qui jugera si la question doit être soumise au comité consultatif d'hygiène publique de France.

Sur l'avis conforme du conseil départemental ou du comité consultatif d'hygiène, le préfet ayant mis la commune en demeure d'exécuter des travaux, deux cas sont à prévoir.

Premier cas :

La commune est disposée à faire les travaux.

Elle dresse un projet qui, en vertu de l'article 11, sera soumis à l'examen du comité consultatif d'hygiène publique de France. Ce projet sera mis à exécution après avoir reçu l'approbation de l'administration supérieure qui s'assurera que les exigences de l'hygiène publique sont satisfaites et prescrira, s'il y a lieu, des modifications aux plans et devis.

Deuxième cas :

Le conseil municipal néglige ou refuse de déférer à la mise en demeure.

Les travaux seront ordonnés par le Gouvernement et la dépense pourra être mise à la charge de la commune dans les conditions de la loi du 16 septembre 1807.

Ainsi qu'on l'a fait observer ci-dessus, cette disposition ne confère pas à l'État un pouvoir nouveau puisque les articles 35, 36 et 37 de la loi de 1807 permettent au Gouvernement d'ordonner tous les travaux de salubrité qui intéressent les villes et les communes. Mais l'application de ces articles est si délicate qu'il a paru nécessaire de la subordonner à des garanties spéciales. Celles qui sont stipulées dans l'article 1er de la loi enlèveront aux dispositions de la loi de 1807 leur caractère par trop absolu, qui a été sans doute un des principaux obstacles à leur application.

Il faudra en effet l'avis conforme du conseil départemental d'hygiène ou l'avis du comité consultatif d'hygiène publique de France pour qu'une commune soit tenue de s'assainir.

D'autre part, l'article 15 décide que chaque fois que le Gouvernement se trouvera obligé d'ordonner des travaux d'assainissement, en cas de refus du conseil municipal de la commune, un décret rendu en conseil d'État déterminera les conditions d'exécution de ces travaux. L'article 1er, n'indiquant aucune mesure spéciale pour la préparation et la présentation des projets, maintient en fait les règles administratives ordinaires applicables aux travaux publics.

Dans sa rédaction primitive, l'article 1er se bornait à décider que la dépense serait supportée par la commune. On avait pensé que s'il est une charge qui moralement s'impose à une agglomération, c'est celle de prendre les mesures d'un intérêt collectif qui peuvent mettre ses habitants à l'abri des causes collectives d'insalubrité.

Cependant il ne serait pas équitable de laisser toujours la totalité de la dépense à la charge de la commune. Il est des cas où l'exécution des travaux peut intéresser soit le département, soit même tout le territoire. C'est pourquoi le projet a réservé à la commune la faculté de faire appel au concours du département ou de l'État, sans toutefois faire de cette participation à la dépense une obligation ni pour l'État ni pour le département. Le conseil général statuera dans les conditions prévues par l'article 46 de la loi du 10 août 1871 sur la participation du département. Quant au concours de l'État, il demeure, en l'absence de crédit inscrit à cet effet au budget, réservé à l'appréciation du parlement.

Art. 2.

Lorsqu'un immeuble, bâti ou non, attenant ou non à la voie publique, est dangereux pour la santé des occupants ou des voisins, le maire invite la commission sanitaire, prévue à l'article 13 de la présente loi, à délibérer sur l'utilité et la nature des travaux jugés nécessaires.

En cas d'avis contraire à l'exécution de ces travaux, le maire transmet la délibération de la commission au préfet qui, s'il le juge à propos, soumet la question au conseil départemental d'hygiène.

Sur l'avis conforme de la commission sanitaire ou du conseil départemental d'hygiène, le maire, dans un délai de huit jours, à partir de la notification qui lui a été faite de cet avis, met le propriétaire ou l'usufruitier en demeure d'exécuter les travaux.

Un délai qui ne peut être moindre de deux mois est accordé pour commencer les travaux. Pendant ce délai, un recours est ouvert au propriétaire ou à l'usufruitier devant le juge de paix du canton de la situation de l'immeuble. Ce recours est suspensif.

Le juge de paix statue dans un délai d'un mois à partir du dépôt de la requête au greffe.

S'il prescrit les travaux, il impartit au requérant un délai pour les commencer. A l'expiration de ce délai, s'il n'y a pas eu commencement d'exécution, le contrevenant est poursuivi devant le tribunal correctionnel qui autorise le maire, à défaut de l'intéressé, à faire exécuter les travaux d'office et aux frais du propriétaire ou de l'usufruitier sans préjudice des amendes, restitutions, dommages et intérêts aux-

quels ledit contrevenant pourra être condamné conformément aux articles 471, § 15, du code pénal et 161 du code d'instruction criminelle (1).

La dépense résultant de l'exécution des travaux sera prélevée par privilège et préférence sur les revenus de l'immeuble, dans les conditions du § 5 de l'article 2103 du code civil (2).

Le délai de deux mois ci-dessus étant expiré sans qu'il y ait eu commencement d'exécution des travaux, ni recours de la part du propriétaire ou de l'usufruitier, le contrevenant est traduit devant le juge de paix qui, à défaut de l'intéressé, autorise le maire à faire exécuter les travaux d'office aux frais du propriétaire ou de l'usufruitier. En même temps, le juge de paix fait application, s'il y a lieu, au contrevenant des articles 471 du code pénal et 161 du code d'instruction criminelle.

Si l'assainissement d'une maison est déclaré impossible par la commission sanitaire ou le conseil départemental d'hygiène, le maire interdit l'habitation, sauf recours devant le juge de paix dans les conditions ci-dessus spécifiées.

En cas d'urgence, c'est-à-dire en cas d'épidémie ou d'autre danger imminent pour la santé publique, le préfet peut ordonner l'exécution provisoire de la décision du maire, tous droits réservés.

Cet article est destiné à remplacer, en les complétant, les principales dispositions de la loi sur les logements insalubres.

(1) Code pénal. Art 471. — Seront punis d'amende, depuis un franc jusqu'à cinq francs inclusivement, ceux qui auront contrevenu aux règlements légalement faits par l'autorité administrative, et ceux qui ne se seront pas conformés aux règlements ou arrêtés publiés par l'autorité municipale en vertu des articles 3 et 4, titre XI, de la loi du 16-24 août 1790, et de l'article 46, titre Ier, de la loi du 19-22 juillet 1791.

Code d'instruction criminelle. Art. 161. — Si le prévenu est convaincu de contravention de police, le tribunal prononcera la peine et statuera par le même jugement sur les demandes en restitution et en dommages-intérêts.

(2) Code civil. Art. 2103. — Les créanciers privilégiés sur les immeubles sont :. . . .

4° Les architectes, entrepreneurs, maçons et autres ouvriers employés pour édifier, reconstruire ou réparer les bâtiments, canaux ou autres ouvrages quelconques, pourvu néanmoins, que, par un expert nommé d'office par le tribunal de 1re instance dans le ressort duquel les bâtiments sont situés, il ait été dressé préalablement un procès-verbal à l'effet de constater l'état des lieux relativement aux ouvrages que le propriétaire déclarera avoir dessein de faire, et que les ouvrages aient été, dans les six mois au plus de leur perfection, reçus par un expert également nommé d'office.

Mais le montant du privilège ne peut excéder les valeurs constatées par le second procès-verbal, et il se réduit à la plus-value existante à l'époque de l'aliénation de l'immeuble et résultant des travaux qui y ont été faits.

5° Ceux qui ont prêté les deniers pour payer ou rembourser les ouvriers jouissent du même privilège, pourvu que cet emploi soit authentiquement constaté par l'acte d'emprunt et par la quittance des ouvriers, ainsi qu'il a été dit ci-dessus pour ceux qui ont prêté les deniers pour l'acquisition d'un immeuble.

Il est fondé sur l'une et l'autre de ces deux idées : il faut que la santé publique soit sauvegardée ; il ne faut pas que, sous prétexte de santé publique, la propriété et les droits individuels soient à la merci des fantaisies administratives. Si la santé publique, si l'intérêt général sont vraiment mis en péril, il faut que le dernier mot leur reste ; mais ce ne sera que lorsque cette nécessité sera reconnue par l'autorité chargée de la défense de tous les droits, par le pouvoir judiciaire.

Le procès de la loi de 1850 (1) n'est pas à faire. Elle est jugée par le fait — elle est morte. Qui intervient pour l'exécution de cette loi ? Les conseils municipaux. Or, ils n'ont, pour prescrire des mesures sanitaires, toujours gênantes pour les propriétaires, leurs électeurs, ni compétence, ni indépendance. Il ne faut pas s'étonner si, comme nous l'avons dit, il y a fort peu de villes où les commissions des logements insalubres existent, moins encore où elles fonctionnent, presque point où les conseils municipaux donnent suite à leurs propositions.

Sous le régime de la loi projetée, toutes les communes seraient rattachées à une commission sanitaire, composée d'hommes compétents, et qui serait instituée conformément à l'article 10 du projet.

La commission visiterait les immeubles qui lui seraient signalés comme insalubres. L'administration municipale, avertie par les plaintes des locataires ou des voisins, par les médecins de l'état civil ou du bureau de bienfaisance, par des cas de maladies d'un caractère infectieux ou par toute autre voie, inviterait la commission sanitaire à visiter tel ou tel immeuble. La commission dit-elle qu'il n'y a rien à faire et le maire est-il convaincu qu'elle se trompe ? Il peut demander au préfet de saisir de la question le conseil d'hygiène départemental. Dit-elle au contraire qu'il y a lieu d'exécuter certains travaux ? Le maire met le propriétaire ou l'usufruitier en demeure de les exécuter.

Si, en présence de renseignements précis, de réclamations sérieuses, de faits concluants, le maire n'agissait pas, le préfet se substituerait à lui, en vertu de l'article 99 de la loi du 5 avril 1884 (2).

(1) Loi du 13 avril 1850 sur les logements insalubres. — *Recueil précité*, tome Ier, p. 134.

(2) Loi du 5 avril 1884 :

Art. 99. — Les pouvoirs qui appartiennent au maire en vertu de l'article 91 ne font pas obstacle au droit du préfet de prendre, pour toutes les communes du département ou plusieurs d'entre elles, et dans tous les cas où il n'y aurait pas été pourvu par les

Les formalités qui doivent précéder cette mise en demeure sont analogues à celles qui ont été indiquées dans le commentaire de l'article précédent. La mise en demeure ne doit être faite que sur l'avis conforme de la commission sanitaire ou du conseil départemental d'hygiène. La délibération de l'une ou de l'autre de ces assemblées indique les travaux à exécuter.

A la suite de la mise en demeure, « un délai qui ne peut être moindre de deux mois est accordé pour commencer les travaux. Pendant ce délai, un recours est ouvert devant le juge de paix du canton de la situation de l'immeuble. Ce recours est suspensif. »

Tous ceux qui ont réclamé la réforme de la loi du 13 avril 1850 se sont préoccupés de la lenteur de la procédure instituée par cette loi pour les affaires litigieuses, et de la multiplicité des recours.

Tantôt on a proposé de supprimer le recours au conseil de préfecture et au conseil d'État, tantôt de réduire la mission du conseil de préfecture au simple examen des vices de forme, si nombreux avec la législation existante. La commission des logements insalubres de Paris a demandé que l'on enlevât à ce tribunal administratif le droit d'ordonner des enquêtes.

En dernier lieu, on a pensé que le moyen de résoudre toutes les difficultés était d'établir une nouvelle juridiction facilement abordable, rapprochée de l'objet du litige, où les affaires se décideraient sommairement, promptement et à peu de frais. La juridiction des juges de paix paraît répondre à ces exigences.

On objecte, il est vrai, que la compétence des juges de paix est limitée, tandis que les contestations sur lesquelles ils auraient à statuer pourront atteindre un chiffre élevé. On ajoute que ces contestations seront motivées par des actes administratifs que ces magistrats ne peuvent ni apprécier, ni modifier, ni suppléer.

Les juges de paix prononcent en dernier ressort jusqu'à 100 francs, et, à charge d'appel, tantôt jusqu'au taux de la compétence en premier ressort des tribunaux d'arrondissement, c'est-à-dire jusqu'à 1.500 francs, tantôt *sans limitation* de la somme sur des affaires qu'il importe de terminer promptement ou que la connaissance des lieux permet au juge local de mieux apprécier, ou qu'il est équitable de ne pas exposer aux frais et à la publicité plus grande de la juri-

autorités municipales, toutes mesures relatives au maintien de la salubrité, de la sûreté et de la tranquillité publiques.

Ce droit ne pourra être exercé par le préfet à l'égard d'une seule commune qu'après une mise en demeure au maire restée sans résultat.

diction supérieure. La nomenclature de ces affaires se trouve dans les articles 2, 4, 5, 6 de la loi du 25 mai 1838 et dans la loi du 2 mai 1855 (art. 1er, *contestations entre particuliers*).

D'autre part, il est à remarquer que diverses lois ont fait entrer dans la compétence des juges de paix des questions relatives à l'application des lois et règlements administratifs.

Par exemple, ils statuent sur toutes les contestations civiles concernant des infractions aux lois de douanes, telles que l'opposition aux saisies faites par les employés et l'amende qui s'ensuit (lois des 22 août 1791, 4 germinal an II, 14 fructidor an III). La loi du 2 ventôse an VIII leur défère les contestations civiles relatives à l'application du tarif en matière d'octroi. Ils règlent, quel que soit le taux de la demande, l'indemnité réclamée par les propriétaires riverains dépossédés par suite de la fixation de la largeur d'un chemin vicinal (loi du 21 mai 1836). De plus, ils ont compétence en matière de petite voirie à Paris et de voirie urbaine en province, la grande voirie ressortissant au conseil de préfecture. Or la petite voirie comprend à Paris l'intérieur des habitations, les cours, courettes, les saillies, la hauteur des maisons, le numérotage, etc.

L'innovation est donc justifiée par de nombreuses analogies et rien ne paraît faire obstacle à ce que le propriétaire ou l'usufruitier, mis en demeure d'exécuter les travaux d'assainissement, puisse former un recours suspensif devant le juge de paix. Celui-ci devra statuer dans le délai d'un mois à dater du dépôt du recours au greffe.

S'il prescrit les travaux, il impartit au requérant un délai pour leur exécution.

A l'expiration de ce délai, s'il n'y a pas eu commencement d'exécution, le contrevenant est poursuivi devant le tribunal correctionnel qui autorise le maire, à défaut de l'intéressé, à faire exécuter les travaux « d'office et aux frais du propriétaire ou de l'usufruitier ». Le contrevenant pourra être condamné, en outre, conformément aux articles 471, paragraphe 15, du code pénal, et 161 du code d'instruction criminelle, aux amendes, restitutions et dommages-intérêts qui seraient motivés par son refus d'obéir à l'injonction du juge de paix. L'amende encourue est de un à cinq francs.

Il est stipulé enfin que la dépense résultant de l'exécution des travaux sera prélevée, par privilège et préférence, sur les revenus de l'immeuble, conformément aux termes du paragraphe 5 de l'article 2103 du code civil.

Si le propriétaire ou l'usufruitier mis en demeure d'exécuter des travaux d'assainissement a laissé passer le délai de deux mois ci-dessus spécifié sans former aucun recours devant le juge de paix, il est censé avoir accepté la décision du maire. Il doit donc exécuter cette décision. S'il reste dans l'inaction, il est traduit devant le juge de paix qui cette fois n'a pas à apprécier le fond, mais simplement à constater la contravention et à ordonner toutes les mesures propres à assurer l'exécution de la décision devenue définitive. Il autorisera donc le maire, à défaut de l'intéressé, à faire exécuter les travaux d'office et aux frais du propriétaire ou de l'usufruitier. En outre, le juge de paix fait application, s'il y a lieu, au contrevenant des articles précités du code pénal et du code d'instruction criminelle.

Qu'arrivera-t-il si la commission sanitaire a constaté que la maison est irréparable? qu'elle est située ou construite dans des conditions telles qu'il est impossible de l'assainir? Le projet donne en ce cas au maire un pouvoir considérable, que le rapporteur du comité consultatif d'hygiène justifie en ces termes :

On n'a pas fait de difficultés pour reconnaître que, dans tous les cas où l'assainissement d'une habitation est impossible, l'occupation de celle-ci doit être interdite, non plus seulement s'il s'agit d'une propriété louée, comme le voudrait la loi de 1850, mais pour toute habitation. En pareil cas, la persistance de l'insalubrité peut et doit être assimilée au cas de *péril public* et l'administration peut et doit être armée des moyens qu'elle possède lorsqu'il s'agit de faire cesser celui-ci. Par analogie, nous croyons que la dépense résultant des travaux ainsi exécutés doit être prélevée par privilège et préférence sur les revenus de l'immeuble, suivant les termes de l'article 9 de la déclaration de 1730, dont la validité a été reconnue par un avis du conseil d'État en date du 27 avril 1818.

L'accord n'a pas été moins unanime au sein du comité pour demander que dans les cas d'urgence, c'est-à-dire en cas d'épidémie ou d'autre danger imminent qui menace la santé publique, le préfet puisse ordonner l'exécution provisoire de la décision du maire, tous droits réservés. Ces cas sont exceptionnels, et, pour éviter toute difficulté locale, l'intervention préfectorale devient ici nécessaire. Mais c'est une singulière anomalie, et qu'il convient de faire cesser au plus vite, que la loi du 13 avril 1850 puisse entraver actuellement, dans tous les cas où il y a urgence d'assainir les habitations, les efforts tentés par les municipalités et le Gouvernement; plusieurs jugements montrent, en effet, que les pouvoirs donnés, en temps d'épidémie, aux municipalités et au Gouvernement peuvent être, en ce qui concerne les habitations insalubres, sauf les logements loués en garni et tous ceux qui sont soumis à une autorisation préalable, annihilés par les prescriptions obligatoires et insuffisantes de cette loi. Si bien que, si une maison menace la sécurité publique, il y a péril et l'autorité publique peut aussi intervenir; mais si une maison menace seulement, fût-ce d'une manière grave et prochaine, la santé de ses occupants ou du voisinage, la législation destinée à supprimer l'insalubrité des habitations ne permet pas à l'autorité publique d'agir immédiatement.

Art. 3.

Lorsque l'insalubrité est le résultat de causes extérieures et permanentes ou lorsque les causes d'insalubrité ne peuvent être détruites que par des travaux d'ensemble, la commune peut acquérir, suivant les formes et après l'accomplissement des formalités prescrites par la loi du 3 mai 1841, la totalité des propriétés comprises dans le périmètre des travaux.

Les portions de ces propriétés qui, après l'assainissement opéré, resteraient en dehors des alignements arrêtés pour les nouvelles constructions pourront être revendues aux enchères publiques, sans que, dans ce cas, les anciens propriétaires ou leurs ayants droit puissent demander l'application des articles 60 et 61 de la loi du 3 mai 1841 (1).

L'article 3 est la reproduction textuelle de l'article 13 de la loi du 13 avril 1850. Il trouve son application lorsque des causes extérieures et permanentes d'insalubrité rendent inhabitable tout un groupe d'immeubles.

Cet article, combiné avec l'article 2 du décret du 26 mars 1852 (2), dans les villes où il est applicable, permet aux municipalités

(1) Loi du 3 mai 1841 :

Art. 60. — Si les terrains acquis pour des travaux d'utilité publique ne reçoivent pas cette destination, les anciens propriétaires ou leurs ayants droit peuvent en demander la remise. Le prix des terrains rétrocédés est fixé à l'amiable et, s'il n'y a pas accord, par le jury, dans les formes ci-dessus prescrites. La fixation par le jury ne peut, en aucun cas, excéder la somme moyennant laquelle les terrains ont été acquis.

Art. 61. — Un avis, publié de la manière indiquée en l'article 6, fait connaître les terrains que l'administration est dans le cas de revendre. Dans les trois mois de cette publication, les anciens propriétaires qui veulent réacquérir la propriété desdits terrains sont tenus de le déclarer, et, dans le mois de la fixation du prix, soit amiable, soit judiciaire, ils doivent passer le contrat de rachat et payer le prix ; le tout à peine de déchéance du privilège que leur accorde l'article précédent.

(2) Décret-loi du 26 mars 1852 :

Art. 2. — Dans tout projet d'expropriation pour l'élargissement, le redressement ou la formation des rues de Paris, l'administration aura la faculté de comprendre la totalité des immeubles atteints, lorsqu'elle jugera que les parties restantes ne sont pas d'une étendue ou d'une forme qui permette d'y élever des constructions salubres.

Elle pourra pareillement comprendre dans l'expropriation des immeubles en dehors des alignements, lorsque leur acquisition sera nécessaire pour la suppression d'anciennes voies publiques jugées inutiles.

Les parcelles de terrain acquises en dehors des alignements, et non susceptibles de recevoir des constructions salubres, seront réunies aux propriétés contiguës, soit à l'amiable, soit par l'expropriation de ces propriétés, conformément à l'article 53 de la loi du 16 septembre 1807.

La fixation du prix de ces terrains sera faite suivant les mêmes formes et devant la même juridiction que celle des expropriations ordinaires.

L'article 58 de la loi du 3 mai 1841 est applicable à tous les actes et contrats relatifs aux terrains acquis pour la voie publique par simple mesure de voirie.

Art. 9. — Les dispositions du présent décret pourront être appliquées à toutes les villes qui en feront la demande par des décrets spéciaux rendus dans la forme des règlements d'administration publique.

de faire des expropriations dans des conditions particulières et d'entreprendre, sans frais excessifs, des travaux d'assainissement, ce qui leur deviendrait difficile, si le droit de préemption établi par la loi du 3 mai 1841 était maintenu.

Art. 4.

Aucune habitation ne peut être construite sans un permis du maire constatant que dans le projet qui lui a été soumis les conditions de salubrité prescrites par le règlement sanitaire prévu à l'article 9 ont été observées.

Aucune habitation nouvellement construite ne peut être occupée qu'après autorisation délivrée par le maire, sur le rapport du service sanitaire et constatant que les prescriptions réglementaires on été observées.

Aux termes des anciens règlements encore en vigueur (édit de décembre 1607 et arrêt du conseil du roi du 27 février 1765), nul ne peut élever une construction en bordure sur la voie publique sans en avoir demandé la permission et avoir obtenu de l'autorité compétente un alignement individuel. Mais les propriétaires ne sont point tenus en principe de soumettre à l'administration les plans de construction de leur maison. Cette obligation n'existe que dans les villes où l'article 4 du décret du 26 mars 1852, spécial à Paris, leur a été rendu applicable (1). En exécution dudit article 4, le constructeur « devra adresser à l'administration un plan et des coupes cotés des constructions qu'il projette et se soumettre aux prescriptions qui lui sont faites dans l'intérêt de la sûreté publique et de la salubrité ». Actuellement à Paris et dans 162 villes qui ont obtenu l'application totale ou partielle du décret précité, l'administration peut refuser d'autoriser la construction d'une maison qui offrirait des dangers au point de vue de la sûreté publique et de la salubrité.

(1) Décret-loi du 26 mars 1852 :

Art. 4. — Il devra pareillement adresser à l'administration un plan et des coupes cotés des constructions qu'il projette, et se soumettre aux prescriptions qui lui seront faites dans l'intérêt de la sûreté publique et de la salubrité.

Vingt jours après le dépôt de ces plans et coupes au secrétariat de la préfecture de la Seine, le constructeur pourra commencer ces travaux d'après son plan, s'il ne lui a été notifié aucune injonction.

Une coupe géologique des fouilles pour fondation de bâtiments sera dressée par tout architecte-constructeur, et remise à la préfecture de la Seine.

L'extension à toutes les communes de France d'une semblable disposition est depuis longtemps réclamée. Elle permettrait d'exiger pour les maisons à construire des conditions de salubrité qui seraient déterminées par un règlement sanitaire communal.

L'importance de ces conditions n'est pas douteuse. La malpropreté intérieure de l'habitation, a-t-on dit depuis longtemps, est la première de toutes les misères physiologiques d'où procèdent d'ordinaire les affections banales de poitrine, la dégénérescence scrofuleuse, la décadence organique des familles et la phtisie pulmonaire, qui compte, dans certaines villes, pour le cinquième du nombre total des décès. La réforme de la salubrité de l'habitation domine, en quelque sorte, toute l'hygiène des agglomérations, et cela est si vrai que c'est surtout dans les habitations insalubres que les épidémies font le plus de victimes. L'épidémie de choléra à Paris, en 1884, débutait dans le quartier Sainte-Marguerite, dont l'insalubrité était telle que M. le Dr du Mesnil disait, une année auparavant, que si jamais le choléra éclatait dans la capitale, ce devrait être certainement dans ce quartier qu'on en constaterait les premiers cas. N'en a-t-il pas été ainsi en Italie, en Espagne dans ces dernières années, en France même, où les villes si insalubres de Toulon et de Marseille, certains villages de Bretagne, ont été tout particulièrement visités par le fléau ? Ce n'est pas ici le lieu de définir les divers moyens de propagation des maladies transmissibles, leurs modalités particulières, non plus que les différentes influences extérieures et intérieures, atmosphériques et humaines, qui agissent pour chacune d'elles ; mais il est un fait que l'on ne saurait nier, c'est que la plupart, comme le disait M. Rochard à la tribune de l'académie de médecine, sont filles de la saleté et de l'encombrement. Ne sait-on pas que la mortalité est en raison de la densité de la population, et que cette densité est toujours dangereuse lorsque l'hygiène de la population est défectueuse ? Il est des villes maudites, et dans les villes des quartiers maudits, en quelque sorte, où les épidémies et les maladies se montrent toujours, tant qu'on ne remédie pas à leur insalubrité. Il ne suffit pas alors de faire percer des voies nouvelles, d'assainir les rues, si l'on ne pratique pas en même temps l'assainissement des maisons qui les bordent ; et c'est surtout par là que les villes et les habitants ont à bénéficier des dépenses effectuées dans un but de salubrité (1).

Pour que l'administration municipale puisse tenir la main à la rigoureuse exécution des prescriptions du règlement, il faudra qu'une habitation nouvellement construite ne puisse être occupée qu'après autorisation délivrée par le maire, sur le rapport du service sanitaire.

Il n'est pas rare, en effet, qu'au cours de la construction des modifications soient introduites sur place aux plans adoptés et qu'il en résulte des causes d'insalubrité que le service compétent n'a pu prévenir.

(1) Dr A.-J. Martin. — Conférence sur l'assainissement de l'habitation au congrès de l'association française pour l'avancement des sciences, à Nancy (1886).

Dans la discussion du projet de loi qui a eu lieu devant le comité consultatif d'hygiène publique une minorité assez importante a demandé que les permis de construction et d'habitation ne fussent exigés que dans les villes d'au moins 5.000 habitants.

Le rapporteur a fait observer qu'il n'était pas possible de priver les campagnes du bénéfice des dispositions de l'article 4 :

C'est précisément dans les campagnes que les conditions de salubrité des maisons sont souvent le plus défectueuses et que les épidémies, lorsqu'elles viennent à s'y produire, sont d'ordinaire le plus meurtrières. Qu'il s'agisse d'une habitation n'ayant qu'une pièce, d'une maison à étages, d'un château, les occupants permanents ou de passage ont droit aux mêmes garanties d'hygiène. On craint, il est vrai, les effets des rivalités locales qui pourraient permettre à certaines municipalités d'accorder leurs faveurs ou de refuser leur autorisation à telles ou telles catégories de citoyens ou d'électeurs; mais comment en serait-il ainsi, puisqu'il s'agira tout simplement de constater l'exécution d'un règlement sanitaire préparé par un conseil compétent et dûment approuvé par l'autorité supérieure? Quant à la procédure nécessitée pour la délivrance des permis de construction et d'habitation, elle sera établie par un règlement d'administration publique, suivant l'article 15 du projet, de façon à satisfaire les intérêts en présence dans la mesure compatible avec les avantages que l'hygiène privée a le droit d'attendre de ces mesures.

L'opinion du rapporteur a prévalu devant le comité et c'est celle que consacre l'article 4 du projet.

Art. 5.

Lorsqu'un puits, un puisard, un égout, une fosse à purin non étanche, un réservoir naturel ou artificiel, constitue un danger pour la salubrité publique, il est procédé, pour son assainissement ou sa suppression, comme à l'article 2.

Les puisards ou puits absorbants sont en usage dans beaucoup de villes qui s'en servent pour se débarrasser des eaux de pluie, des eaux ménagères et de certaines eaux industrielles. Des fosses d'aisances non étanches constituent aussi de véritables puisards, de beaucoup les plus dangereux.

Les liquides résiduaires de tout genre s'infiltrent dans le terrain avoisinant, et le plus souvent se répandent dans la nappe aquifère à laquelle sont empruntées les eaux servant aux usages domestiques de la région.

Alors même que les puits ne recevraient que les eaux pluviales, il peut en résulter de sérieux dangers. Ces eaux n'arrivent en effet dans les puits qu'après avoir lavé les toits, les caniveaux, les chaussées, les rigoles, les cours, c'est-à-dire après s'être chargées de boues, d'urines, d'excréments des animaux, de débris organiques jetés, tombés et abandonnés sur les voies publiques, entraînant en outre les eaux ménagères qu'aucune surveillance ne parviendra à exclure complètement des rigoles bordant les chaussées.

Toutes ces eaux, fussent-elles chimiquement pures, n'en contribueraient pas moins à entretenir dans le sol une humidité permanente très défavorable aux conditions hygiéniques de l'habitation. Il suffit de parcourir les rapports des médecins des épidémies pour se convaincre que l'insalubrité et l'infection du sous-sol exercent un rôle capital dans la genèse et l'extension des maladies infectieuses.

Les puits absorbants comptent parmi les agents les plus actifs de la contamination du sous-sol ; leur suppression s'impose partout où elle peut être réalisée.

Malheureusement, dans bien des localités, il n'existe pas, ou il ne peut exister que difficilement d'autres modes d'évacuation des eaux ménagères. Il faut alors prendre les précautions nécessaires pour que ces eaux ne souillent pas les nappes aquifères servant à l'alimentation, et ne se répandent pas dans le sol. Il faut surveiller, réglementer et assainir les puits et puisards, s'il n'est pas possible de les supprimer.

Une circulaire du 31 juillet 1882 (1) détermine les conditions auxquelles doivent satisfaire les puits d'absorption dans les établissements classés, mais aucun règlement général n'existe pour les puits d'absorption des établissements non classés et des propriétés privées. Il est vrai qu'aux termes des articles 91 et 97 de la loi du 5 avril 1884 (2) le maire peut prendre, par voie d'arrêtés, les dispositions nécessaires pour préserver la commune des causes d'insalubrité et des épidémies. A ce titre, rien ne l'empêche d'ordonner la cessation des causes d'infection résultant des puisards, des fosses

(1) *Recueil précité*, tome XIII, p. 433.

(2) Loi du 5 avril 1884 :

Art. 91. — Le maire est chargé, sous la surveillance de l'administration supérieure, de la police municipale, de la police rurale et de l'exécution des actes de l'autorité supérieure qui y sont relatifs.

Art. 97. — La police municipale a pour objet d'assurer le bon ordre, la sûreté et la salubrité publiques.

d'aisances non étanches. Mais on a vu à quelles difficultés se heurte dans la pratique l'exercice de ce droit.

Nous citerons à cet égard une espèce intéressante (1).

Le 27 septembre 1884, le maire de Caen prenait l'arrêté suivant :

Le maire de la ville de Caen,

Vu l'article 97 de la loi du 5 avril 1884 ;

Vu l'avis de la commission d'hygiène ;

Considérant qu'il est du devoir du maire de prendre toutes les mesures nécessaires pour prévenir et arrêter les maladies épidémiques ; que plusieurs cas de fièvre typhoïde se sont déclarés dans le quartier Saint-Julien ;

Considérant qu'il existe, rue aux Juifs-Saint-Julien, dans une cour servant d'accès à diverses propriétés, un puits absorbant ou bétoire recevant les eaux ménagères des habitations ; que ce puits absorbant contient des matières en putréfaction ; qu'il exhale de mauvaises odeurs et qu'il peut par des infiltrations dans le sol contaminer les eaux souterraines servant à l'alimentation des habitants du quartier ;

Considérant qu'avertis plusieurs fois d'avoir à modifier l'état des lieux, les propriétaires s'y sont constamment refusés,

Arrête :

Article premier.

Dans le délai d'un mois, à partir de ce jour, la bétoire dont il s'agit devra être supprimée.....

Le propriétaire déféra l'arrêté pour excès de pouvoir au conseil d'État. En même temps il se refusa à l'exécution. Il fut poursuivi, en vertu de l'article 491 du code pénal, devant le tribunal de simple police et acquitté. Pourvoi du ministère public. Le 25 juillet 1885, la cour de cassation rendit l'arrêt suivant :

La cour,

Sur le moyen unique tiré de la violation de l'article 471, paragraphe 15, du code pénal et de l'article 97 de la loi du 5 avril 1884 ;

Vu lesdits articles ; vu l'arrêté du maire de Caen, du 27 septembre 1884 qui enjoint au sieur Beaujour de supprimer, dans le délai d'un mois, le puits absorbant existant sur sa propriété ;

Attendu que cette disposition de l'arrêté qui prescrit la suppression du puits absorbant comme moyen exclusivement obligatoire d'en faire disparaître les émanations, lorsqu'il pouvait en exister d'autres tout aussi efficaces et moins onéreux pour le propriétaire, constitue une atteinte au droit de propriété et un excès de pouvoir ; que la loi de 1884 ci-dessus visée a chargé les maires de prévenir par des précautions convenables les accidents et les fléaux, les maladies épidémiques ou contagieuses, mais ne les a pas autorisés à déterminer eux-mêmes la nature et l'importance des travaux qui doivent être effectués ; qu'il suit de là qu'en re-

(1) *Recueil précité*, tome XIX, p. 323.

laxant l'inculpé de la poursuite dirigée contre lui, par le motif que l'arrêté était illégal, le jugement attaqué, loin d'avoir violé la loi, en a fait une juste et saine application ;

Rejette, etc.

Cependant, l'affaire se poursuivait devant le conseil d'État qui rendait, le 7 mai 1886, l'arrêté que voici :

Le conseil d'État, etc.,

Vu la requête présentée par le sieur Beaujour, demeurant à Caen, tendant à ce qu'il plaise au conseil d'annuler, pour cause d'excès de pouvoirs, un arrêté en date du 27 septembre 1884, par lequel le maire de Caen a ordonné la suppression, dans le délai d'un mois, d'un puisard établi dans la propriété du requérant et a mis ce dernier en demeure d'exécuter les travaux nécessaires pour arriver à cette suppression ;

Vu les lois des 7-14 octobre 1790 et 24 mai 1872 ;

Vu la loi du 5 avril 1884, article 97....

Considérant que le sieur Beaujour avait établi dans sa propriété un puisard non étanche pour écouler souterrainement les eaux pluviales et ménagères qu'il recevait ; que le maire de Caen n'a pas interdit au sieur Beaujour d'avoir un récipient pour lesdites eaux ou d'en assurer l'écoulement par tels autres moyens qu'il jugerait convenables ; que, en présence des cas de fièvre typhoïde qui s'étaient déclarés dans le voisinage et, sur l'avis conforme de la commission d'hygiène du conseil municipal, qui signale le puisard dont il s'agit comme cause d'insalubrité, il s'est borné, par application des articles 91 et 97, § 1er, de la loi du 5 avril 1884, à ordonner la suppression du foyer d'infection tel qu'il se comportait, sans déterminer d'ailleurs ni la nature, ni l'importance des travaux à exécuter ; qu'en agissant ainsi le maire de Caen n'a pas excédé la limite de ses pouvoirs ;

Décide :

La requête du sieur Beaujour est rejetée.

Il faut avouer que le maire se trouve dans une situation bien bizarre. Son arrêté est déclaré légal par le conseil d'État, et il ne peut pas le faire exécuter, parce qu'il est déclaré illégal par la cour de cassation.

Depuis lors les choses se sont encore aggravées Des constructions nouvelles ont été élevées dans les terrains Beaujour et, comme elles sont en contre-bas des rues, de nouveaux puisards ont été creusés autour du précédent. Le puisard de Biéville a été l'objet d'un procès entre les différents propriétaires qui y déversent en commun leurs impuretés. Le tribunal en a ordonné le maintien. voire même l'agrandissement, avec des travaux destinés à donner une plus grande facilité d'absorption aux couches inférieures.

Cet exemple suffit pour montrer à quel point il est nécessaire de donner à l'autorité municipale le pouvoir de faire procéder, suivant les règles posées à l'article 2, à l'assainissement ou à la suppression des puits, puisards, des égouts, des fosses à fumier non étanches, de tous les réservoirs naturels ou artificiels qui constitueraient un danger pour la santé publique.

Art. 6.

Quiconque par négligence ou incurie dégradera des ouvrages publics ou communaux destinés à recevoir ou à conduire des eaux d'alimentation; quiconque, par négligence ou incurie, laissera introduire des matières excrémentitielles ou toute autre matière susceptible de nuire à la salubrité publique dans l'eau des sources, des fontaines, des puits, des citernes, des conduites, des aqueducs, des réservoirs d'eau servant à l'alimentation publique sera puni des peines portées aux articles 479 et 480 du code pénal (1).

Tout acte volontaire de même nature sera puni des peines de l'article 257 du code pénal (2).

Depuis longtemps les hygiénistes ont appelé l'attention des pouvoirs publics sur le rôle de l'eau potable dans le développement des maladies transmissibles.

Le 28 octobre 1884 l'académie de médecine émettait l'avis suivant :

L'eau qui sert à l'alimentation doit être exempte de toute souillure, quelle qu'en soit la provenance.

La contamination de l'eau par les matières fécales humaines est particulièrement dangereuse. Toute projection de cette nature, quelle qu'en soit la quantité, dans les eaux de source, de rivière ou de fleuve doit être immédiatement interdite.

(1) Code pénal :

Art. 479. — Seront punis d'une amende de onze à quinze francs inclusivement :

1° ceux...

Art. 480. — Pourra, selon les circonstances, être prononcée la peine d'emprisonnement pendant cinq jours au plus :

1° contre ceux...

(2) Art. 257. — Quiconque aura détruit, abattu, mutilé ou dégradé des monuments, statues et autres objets destinés à l'utilité ou à la décoration publiques et élevés par l'autorité publique ou avec son autorisation, sera puni d'un emprisonnement d'un mois à deux ans, et d'une amende de cent francs à cinq cents francs.

La législation actuelle se prête mal à la protection des eaux d'alimentation et on contesterait difficilement la nécessité d'édicter à ce sujet de nouvelles dispositions.

Déjà le Sénat s'est préoccupé de la question et, dans sa séance du 11 mars 1890, a adopté l'article suivant destiné à prendre place dans le titre Ier du code rural.

Art. 23. — Il est interdit de laisser écouler, de répandre et de jeter, soit sur les places et voies publiques, soit dans les fontaines, les mares et les abreuvoirs.... des substances susceptibles de nuire à la santé publique.

De son côté, le Gouvernement a déposé à la Chambre des députés (1) un projet de loi qui a non seulement pour but de régler les droits des communes sur les sources d'eau potable, mais encore de conférer aux municipalités le droit de prendre toutes les mesures nécessaires pour assurer la salubrité des sources. L'article 2 du projet porte en effet que:

Le droit à une source d'eau potable implique, pour le commune qui la possède, le droit de curer la source, de la garantir contre toute pollution.

C'est la même pensée qui a inspiré l'article 6 du projet. Il ne servirait à rien à une commune de s'être imposé des sacrifices pour procurer à ses habitants une bonne eau d'alimentation, d'avoir fait faire des travaux de captage et de conduite, d'avoir construit des réservoirs bien étanches si on y laissait introduire des matières excrémentitielles ou toute autre susceptible de polluer les eaux.

L'article 6 prévoit et réprime tout fait de cette nature, qu'il soit volontaire, ou qu'il résulte de négligence ou d'incurie. Ainsi que l'a demandé l'académie de médecine, la projection de matières fécales dans les eaux d'alimentation est spécialement visée parce que cette cause de pollution est la plus dangereuse. Il n'a pas paru toutefois qu'il fût possible d'étendre les pénalités édictées par l'article 6 à l'introduction volontaire ou involontaire de ces matières dans les eaux des rivières ou des fleuves. Ce que l'on a voulu, c'est protéger les ouvrages publics ou communaux destinés à recevoir ou à conduire des eaux d'alimentation au même titre que les « monuments, statues et autres objets destinés à l'utilité ou à la décoration publiques ». L'article 257 du code pénal punit d'un emprisonnement d'un mois à deux ans et d'une amende de cent à cinq cents francs quiconque

(1) Séance du 31 octobre 1891. (*Annexe n° 1696.*)

aura détruit, abattu, mutilé ou dégradé un de ces objets. Les ouvrages édifiés pour la conservation ou la préservation des eaux potables ne sont pas moins dignes de protection et ils ne peuvent remplir le but d'utilité publique, en vue duquel ils ont été conçus, que si les eaux d'alimentation sont préservées de toute contamination. L'académie de médecine, dans sa séance du 28 octobre 1890, rappelait en effet à l'administration chargée à Paris de la distribution des eaux « que lorsqu'un conduit d'eau a été parcouru par des eaux souillées, son débit reste suspect, même quand il est de nouveau parcouru par de l'eau pure ». Il a donc paru nécessaire d'appliquer les mêmes pénalités à la dégradation des ouvrages destinés à les recevoir et à les conduire.

Il convient toutefois de distinguer entre les actes volontaires et ceux qui seront le résultat de la négligence ou de l'incurie. Les premiers appellent une répression plus énergique. Il leur sera fait application de l'article 257 du code pénal. Les autres tomberont sous le coup des articles 479 et 480 du même code.

Art. 7.

La déclaration à l'autorité publique de tout cas de maladie endémo-épidémique est obligatoire dans un délai de vingt-quatre heures pour tout docteur, officier de santé ou sage-femme qui en a constaté l'existence ou, à défaut, pour le chef de la famille ou les personnes qui soignent le malade.

La liste de ces maladies est dressée par arrêté du ministre de l'intérieur, sur avis conforme de l'académie de médecine et du comité consultatif d'hygiène publique de France.

L'article 13 de la loi du 3 mars 1822 sur la police sanitaire (1) impose à toute personne ayant connaissance d'un cas de maladie pestilentielle d'en faire la déclaration à l'autorité publique. Cette obligation ne s'étend pas aux maladies infectieuses nées sur notre

(1) Loi du 3 mars 1822. (*Recueil précité*, tome XIV, p. 651.)
Art. 13. — Sera puni d'un emprisonnement de quinze jours à trois mois et d'une amende de 50 francs à 500 francs tout individu qui, n'étant dans aucun des cas prévus par les articles précédents, aurait refusé d'obéir à des réquisitions d'urgence pour un service sanitaire, ou qui, ayant connaissance d'un symptôme de maladie pestilentielle, aurait négligé d'en informer qui de droit.

territoire, quel que soit leur mode de transmission, la variole, la fièvre typhoïde, la diphtérie par exemple, qui font bien plus de victimes que la peste, la fièvre jaune et le choléra.

Les mesures propres à combattre les maladies contagieuses ne sont efficaces que si elles sont appliquées dès le début. Quand toute une population est atteinte, la lutte devient beaucoup plus difficile. Les administrateurs, les préfets, sous-préfets et maires ne peuvent évidemment rien faire pour arrêter la propagation d'une épidémie, alors qu'ils ne sont même pas avertis qu'elle existe. Il importe qu'ils soient prévenus dès la première apparition du mal, ce qui n'aura lieu que si la déclaration des maladies transmissibles est imposée par la loi.

Des tentatives ont été faites bien souvent pour généraliser en France la déclaration médicale volontaire des cas de maladie transmissibles. Ainsi que le faisait observer à l'académie de médecine M. le Dr Lagneau :

> Les deux principaux obstacles que l'on rencontre sont, d'une part, l'indifférence d'un grand nombre de médecins relativement aux données fournies par la statistique nosologique, dont ils ne saisissent pas toute l'importance au point de vue de l'hygiène publique et par suite de la prophylaxie individuelle, d'autre part, l'obligation du secret médical qui, dans certains cas, interdit aux médecins de révéler les maladies auxquelles ont succombé leurs clients.

Beaucoup de médecins estiment en effet que les indications qu'ils fourniraient à ce sujet les exposeraient à des poursuites intentées par application de l'article 378 (1) du code pénal.

Sans doute il est permis de penser, avec M. Brouardel, qu'il n'y a pas de secret médical là où il n'y a pas de secret, et que si personne ne fait difficulté pour se déclarer atteint ou pour reconnaître publiquement des membres de sa famille atteints de telle ou telle maladie, le médecin ne saurait être coupable en révélant un soi-disant secret que tout le monde connaît parce que personne ne le cache.

Ce sont les mêmes doctrines que M. Brouardel a exposées devant

(1) Code pénal — Art. 378. — Les médecins, chirurgiense et autres officiers de santé, ainsi que les pharmaciens, les sages-femmes et toutes autres personnes dépositaires, par état ou profession, des secrets qu'on leur confie, qui, hors le cas où la loi les oblige à se porter dénonciateurs, auront révélé ces secrets, seront punis d'un emprisonnement d'un mois à six mois et d'une amende de cent francs à cinq cents francs.

le Comité consultatif d'hygiène publique de France, le 24 septembre 1888 (1) :

Dans l'exercice de sa profession, dit M. le professeur Brouardel, le médecin connaît trois ordres de faits : les premiers lui sont confiés sous le sceau du secret, les seconds sont secrets de leur nature. Pour ces deux ordres, le médecin est astreint au silence. Enfin un troisième groupe comprend les faits dont les familles parlent entre elles, qu'elles divulguent elles-mêmes et dont elles n'ont jamais reproché au médecin de s'être fait l'écho.

Jamais dans aucune famille on n'a fait difficulté pour dire que l'un de ses membres est mort de diphtérie, de fièvre typhoïde, de choléra, etc.

Il semble donc que, dans l'état actuel de la législation, le médecin ne pourrait pas être inquiété parce qu'il aurait rendu à l'administration sanitaire le service de lui faire connaître son avis sur des maladies qui ne renferment pas les éléments constitutifs du secret médical.

Le secret professionnel, disait récemment M. le Dr Léon Le Fort à la tribune de l'académie, a, comme toutes les choses de ce monde, des limites, et, pour ma part, je crois que le médecin manquerait à son devoir si, par excès de discrétion, il laissait un malade atteint de diphtérie libre de communiquer une maladie trop souvent mortelle à ceux qui fuiraient à coup sûr la maison contaminée s'ils savaient qu'elle abrite un diphtéritique. Je n'admets pas que le secret professionnel aille jusqu'à nous rendre complices d'homicide par imprudence et surtout à nous faire commettre des homicides par discrétion.

Il est cependant nécessaire que la loi intervienne pour lever à cet égard tout scrupule, pour dissiper toute équivoque.

A l'occasion d'une espèce récente (affaire Watelet), la cour de cassation a rendu le 18 décembre 1885 un arrêt qui établit de la manière suivante la jurisprudence :

La disposition de l'article 378 (qui interdit aux médecins de révéler les secrets qui leur sont confiés à raison de leur profession) est générale et absolue : elle punit toutes révélations du secret professionnel sans qu'il soit nécessaire d'établir à la charge du révélateur l'intention de nuire.

C'est ce qui résulte tant des termes de la prohibition que de l'esprit dans lequel elle a été conçue.

En imposant à certaines personnes, sous une sanction pénale, l'obligation du secret comme un devoir de leur état, le législateur a entendu assurer la confiance qui s'impose dans l'exercice de certaines professions et garantir le repos des familles qui peuvent être amenées à révéler leurs secrets par suite de cette confiance nécessaire.

(1) *Recueil précité*, tome XVIII, p. 410.

Le but de sécurité et de protection ne serait pas atteint si la loi se bornait à réprimer les révélations dues à la malveillance en laissant toutes les autres impunies.

Le délit existe dès que la révélation a été faite *avec connaissance*, indépendamment de toute intention de nuire.

En présence de cet arrêt, un certain nombre de médecins et quelques associations médicales craignirent de voir les membres de la corporation exposés à des poursuites pour les indications médicales qu'ils étaient appelés à donner à l'administration : plusieurs refusèrent de continuer à les fournir.

Puisque la jurisprudence paraît n'admettre dans l'application de l'article 378 aucune distinction résultant de la nature même des faits révélés, puisque les médecins peuvent s'abriter derrière ces dispositions pour refuser même la déclaration des cas de maladies épidémiques, il faut que la loi dégage le corps médical de l'obligation dans laquelle ils croient se trouver, ou plutôt qu'elle leur crée une obligation contraire.

C'est ce sentiment qui a prévalu devant la Chambre dans la discussion du projet de loi sur l'exercice de la médecine (1) et qui a déterminé l'adoption de la disposition suivante :

Art. 20. — Tout docteur, officier de santé ou sage-femme est tenu, sous les peines portées à l'article 27 de la présente loi, de faire à l'autorité publique, son diagnostic établi, la déclaration des cas de maladies épidémiques tombées sous son observation et n'engageant pas le secret professionnel. La liste de ces maladies sera dressée par arrêté du ministre de l'intérieur, après avis conforme de l'académie de médecine et du comité consultatif d'hygiène publique de France. Un règlement d'administration publique fixera le mode de déclaration desdites maladies.

L'article 7 du projet n'est que la reproduction de cette disposition. Toutefois, il a paru nécessaire de la compléter, d'une part, en déterminant le délai dans lequel devra être faite la déclaration, d'autre part, en imposant l'obligation de la déclaration, si elle n'est pas faite par le médecin, au chef de famille ou aux personnes qui soignent le malade.

En principe, comme le fait ressortir le rapporteur du comité, le médecin est seul à même de constater la nature transmissible de l'affection, et les personnes qui approchent le malade ne peuvent le plus souvent en être informées que par lui, si bien qu'en fait celui

(1) Séance du 19 mars 1891.

qui constatera réellement l'existence de la maladie sera toujours l'homme de l'art. Si l'on veut que l'autorité publique soit rapidement informée en pareil cas, c'est surtout grâce à l'intervention du médecin que ce but sera atteint.

Mais il y a des circonstances où il n'existe pas de médecin, où celui-ci peut être empêché de faire immédiatement la déclaration prescrite, où enfin, en temps d'épidémie, la nature de la maladie ne saurait être méconnue même par une personne étrangère à la médecine. Dans tous ces cas, il importe que l'autorité locale soit néanmoins informée et qu'elle le soit le plus promptement possible. C'est alors, à défaut du médecin, au chef de famille ou aux personnes qui entourent le malade qu'incombe le devoir de faire la déclaration nécessaire.

La déclaration médicale que la France inscrivait dès 1822 dans sa législation pour tous les cas de maladies pestilentielles, est admise aujourd'hui chez la grande majorité des nations étrangères, non seulement pour ces maladies, mais pour toutes les affections contagieuses. Comme il arrive si souvent, l'initiative est venue de nous ; mais l'application de nos idées est depuis longtemps devenue chose faite à l'étranger, lorsque nous les réalisons à notre tour. En effet, à mesure que l'administration sanitaire s'est de plus en plus développée dans les divers pays, cette obligation a revêtu le caractère légal, comme en Allemagne, par une série d'ordonnances successives pour les divers États, depuis 1835 jusqu'en 1880 ; en Hongrie, par la loi sanitaire de 1876 ; en Danemark, depuis 1875 ; en Hollande, depuis 1872 ; en Italie, par la loi sanitaire générale de 1874 ; en Portugal, depuis 1868 ; en Serbie, par la loi de 1881 ; en Suède, depuis 1874 ; en Norwège, depuis 1860 ; aux États-Unis, par divers actes spéciaux pour les divers États de 1872 à 1880 (1).

En Angleterre un *act* récent (30 août 1889) contient les prescriptions suivantes (2):

3. — *a*) Le chef de la famille à laquelle appartient le malade, ou à son défaut le plus proche parent du malade présent dans le bâtiment ou assistant le malade, et, à défaut, toute personne ayant la charge ou le soin du malade, et, à défaut, toute personne employée dans le bâtiment, doit, aussitôt qu'une maladie infectieuse prévue dans l'*act* est soupçonnée, prévenir l'officier de santé du district.

b) Tout médecin praticien qui reconnaîtra chez un malade l'une des maladies prévues dans l'*act* enverra à l'officier de santé du district un certificat mentionnant le nom du malade, la situation du bâtiment et le nom de la maladie constatée.

6. — Dans cet *act*, l'expression « maladies infectieuses » auxquelles l'*act* s'applique comprend les maladies suivantes : variole, choléra, diphtérie, croup mem-

(1) Dr A.-J. Martin. — De l'information, par le médecin, des cas de maladies épidémiques (*Semaine médicale* du 27 mars 1884).

(2) *Recueil précité*, tome XIX, p. 75.

branoux, érysipèle, les maladies dites scarlatine ou « *scarlet fever* » et les fièvres désignées par l'un des noms suivants : typhus, typhoïde, entérique, relapse, continue ou puerpérale.

En France, quelques municipalités ont tenté de rendre obligatoire la déclaration des cas de maladies contagieuses.

On peut citer notamment un arrêté du maire de Lyon du 28 mai 1888 (1), dont l'article 1er est ainsi conçu :

Les parents ou autres personnes ayant garde de malades atteints d'affections contagieuses, épidémiques et infectieuses, et notamment de la variole, de la diphtérie, angine dipthéritique et croup, de la scarlatine, de la fièvre typhoïde, etc., sont tenus d'en faire la déclaration à la mairie de leur arrondissement ou au commissaire de police du quartier.

Le 22 avril 1890, M. le maire de Grenoble a pris une décision semblable dont voici les termes :

Les parents, logeurs ou autres personnes ayant garde de malades atteints d'affections contagieuses, épidémiques et infectieuses et notamment de la dipthérie (ou croup, angine couenneuse), de la variole (ou petite vérole), de la rougeole, de la scarlatine, de la coqueluche, de la fièvre typhoïde, du choléra, sont tenus d'en faire la déclaration à la mairie (bureau d'hygiène) ou au commissariat de police de leur quartier dans le plus bref délai.

Mais, ainsi que nous l'avons exposé, les municipalités ne peuvent s'appuyer sur la jurisprudence pour assurer l'exécution de semblables dispositions.

En ce qui concerne la désignation des maladies pour lesquelles la déclaration serait obligatoire en France, le rapporteur du comité consultatif d'hygiène s'exprime en ces termes :

Les découvertes récentes ont singulièrement modifié depuis quelques années nos opinions sur la nature et l'origine de certaines malades. La liste des affections contagieuses, justiciables de l'hygiène au point de vue de leur propagation ou de leur disparition, peut donc s'accroitre : il serait imprudent de la clore dès maintenant.

En 1888, le comité avait établi comme il suit la liste des maladies pour lesquelles il pensait que la déclaration devait être obligatoire : choléra, choléra infantile, coqueluche, diphtérie, dysenterie, fièvre jaune, fièvre typhoïde, maladies infectieuses puerpérales, maladies septicémiques, peste, rougeole, scarlatine, suette, typhus exanthématique et variole.

Ces maladies, et celles qui pourraient leur être ajoutées par la suite, comprendraient ainsi les maladies pestilentielles exotiques, pour lesquelles la déclaration est déjà obligatoire, et le groupe des maladies endémo-épidémiques, dont il

(1) *Recueil précité*, tome XIX, p. 780.

y a un intérêt capital à ce que l'autorité publique soit informée aussitôt que possible, pour en établir rapidement la prophylaxie.

On ne saurait trop insister, en effet, sur l'importance que présente une information rapide et sûre des cas de maladies épidémiques. La condition essentielle d'une prophylaxie efficace, c'est de connaître le mal dès qu'il se déclare. Cette condition, nous venons de l'exposer, ne peut être remplie en l'état actuel. Néanmoins, en attendant qu'elle soit suffisamment armée, l'administration n'a pas voulu rester inactive. Elle a organisé, à partir de l'année 1891, sur le plan qui lui a été présenté par le comité consultatif d'hygiène publique de France (1), un service d'information qui, tout imparfait qu'il soit, a déjà donné certains résultats. Ce service consiste à faire appel au concours des instituteurs qui, aux termes de la loi du 28 mars 1882 sur l'enseignement primaire, sont tenus de noter chaque jour les élèves absents et de s'informer des causes de ces absences. M. le ministre de l'instruction publique a autorisé l'envoi aux directeurs et directrices d'écoles d'instructions et de formules imprimées spéciales, d'après lesquelles ils doivent faire connaître immédiatement au maire de la commune les cas de maladies épidémiques qui viendraient à leur connaissance. Le maire, prévenu peut prendre sans retard les mesures prophylactiques appropriées pour empêcher la propagation du mal. Ces mesures sont indiquées dans des instructions arrêtées par le comité consultatif d'hygiène publique de France (2) et répandues à profusion dans tous les départements : chaque sous-préfecture en possède un approvisionnement toujours entretenu.

En même temps, les commissions administratives des hôpitaux ont été invitées à fournir un bulletin hebdomadaire indiquant le nombre des cas d'affections épidémiques traités dans ces établissements. Les bulletins sont envoyés à la sous-préfecture, chargée de centraliser les renseignements et de diriger le fonctionnement du service (3).

Grâce à ce double moyen d'information, les administrations locales sont à même de connaître, dans la plupart des cas et dès qu'elles se produisent, les maladies épidémiques. Ce n'est là toutefois, comme il est facile de s'en convaincre, qu'une mesure incom-

(1) *Recueil précité*, tome XIX, p. 284.
(2) *Ibid.*, tome XIX, p. 682.
(3) *Ibid.*, tomes XIX, p. 774-775 et XX, p. 662.

plète et transitoire qui ne saurait suppléer au défaut de déclaration obligatoire, par les motifs ci-après :

La majeure partie des maladies épidémiques, la diphtérie, la rougeole, la scarlatine, la coqueluche, frappent de préférence les enfants ; mais la fièvre typhoïde et la variole sévissent ordinairement dans un âge plus avancé et peuvent ainsi échapper à la connaissance des instituteurs. De plus, pendant les vacances, ceux-ci ne peuvent être tenus au courant des cas qui se manifestent souvent dans les villages ou hameaux très éloignés du chef-lieu. Enfin, il n'existe des hôpitaux que dans un petit nombre de communes (1.206 sur 36.123).

Art. 8.

La vaccination antivariolique est obligatoire au cours de la première année de vie ; la revaccination au cours de la dixième et de la vingt et unième année.

Les parents ou tuteurs sont tenus personnellement de l'exécution de ladite mesure.

La variole cause chaque année en France un nombre élevé de décès. Les données statistiques actuelles ne permettent pas d'en établir le chiffre exact pour l'ensemble de la France : elles en laissent du moins pressentir l'importance (1). Dans les villes de 10.000 habitants qui, au nombre de 200, ont fourni des bulletins statistiques pour la période de 1887-1890 (4 ans), la moyenne annuelle des décès est de 2.253, soit, sur une population totale de 8.673.489 habitants, une proportion de 26 pour 100.000 habitants. Encore la ville de Paris n'est-elle représentée dans ce chiffre de 26 que pour 9 décès, ce qui fait ressortir la moyenne s'appliquant aux autres villes au chiffre de plus de 31 pour 100.000 habitants.

De 1886 à 1890 (5 ans), sur 200 villes de 10.000 habitants, 56, soit plus du quart, ont présenté une moyenne annuelle de mortalité par variole supérieure à 30 décès pour 100.000 habitants. Marseille a enregistré 2.972 décès en cinq ans, soit une proportion de 790 décès pour 100.000 habitants pendant cette période totale, ou une moyenne annuelle de 158. Voici ensuite quelques-unes des villes les plus atteintes :

(1) *Statistique sanitaire des villes de France (1886-1890)*, p. 83 et suiv.

	TOTAL DES DÉCÈS en 5 ans. (1886-1890).	MOYENNE annuelle : PROPORTION pour 100.000 habitants
Le Havre	277	50
Saint-Étienne	273	46
Reims	173	35
Toulouse	249	34
Cette	279	151
Brest	465	131
Béziers	279	130
Lorient	239	121
Perpignan	166	97
Plœmeur	127	215
Montceau-les-mines	141	185
Fougères	109	140
Aurillac	86	116
Dax	51	99

Ces données suffisent pour affirmer que la France paye un lourd tribut à une maladie essentiellement évitable et qui disparaîtrait des relevés nosologiques le jour où seraient exécutées sérieusement et complètement les mesures depuis si longtemps recommandées.

Il est inutile de démontrer ici l'utilité du vaccin. Tout a été dit à ce sujet ; la conviction générale est faite depuis longtemps, malgré les objections de diverses sortes dont la science a fait justice.

La vaccination fut rendue obligatoire en Bavière dès l'année 1807 ; puis en Suède, en 1816 ; au Wurtemberg, en 1818 ; en Écosse, en 1864 ; en Angleterre, en 1867, par une loi qui fut complétée en 1871 ; en Irlande, en 1868 ; dans l'empire d'Allemagne, en 1874. Elle est obligatoire en Suisse pour un certain nombre de cantons.

Dans les États où la vaccination est obligatoire, il s'en faut de beaucoup que la prescription légale ait été partout exécutée avec le même soin. De là certains insuccès partiels dont on ne saurait rendre la vaccination responsable.

Les résultats obtenus ont été exposés dans un rapport de M. l'inspecteur général des services sanitaires présenté le 27 mai 1889 au comité consultatif d'hygiène publique de France (1).

Les enseignements qui en découlent sont nombreux et péremptoires : on y trouve la preuve incontestable de l'efficacité préventive de la vaccination et de la revaccination. Voici, sous une forme sommaire, quelques extraits de cet important document :

La variole n'a rien perdu de sa gravité. Sans parler de la désastreuse épidémie de 1870–71, il suffit de citer le cas des Esquimaux amenés, il y a quelques années, du Labrador au Jardin d'acclimatation de Paris. Aucun d'eux n'avait été vacciné. Huit furent atteints de la variole et succombèrent à l'hôpital Saint-Louis où ils avaient été transportés.

Le Dr Buchanan, médecin-directeur du Local Government Board, à Londres, formule, en se fondant sur les chiffres officiellement constatés, cet avertissement : les habitants de Londres peuvent, en faisant vacciner leurs enfants, les protéger contre la mort occasionnée par la petite vérole dans la proportion de 146 contre 1 pendant les 5 premières années, dans la proportion de 75 pour 1 pendant les vingt premières années.

En Westphalie, le chiffre de la mortalité variolique, qui s'est élevé chaque année par 100.000 habitants à 2.463 pendant les trente et une années qui avaient précédé la pratique de la vaccine, à savoir de 1777 à 1806, est tombé à la moyenne de 114 pour chacune des années qui suivirent, c'est-à-dire de 1807 à 1850.

Il ne suffit pas de vacciner, il faut revacciner.

La variole ne frappe pas indistinctement et au hasard ; elle attaque généralement les anciens vaccinés et respecte les nouveaux.

Les vaccinations pratiquées dans le foyer épidémique, contrairement aux craintes exprimées par quelques médecins, non seulement se sont montrées d'une complète innocuité, mais encore ont arrêté d'emblée les ravages de l'épidémie et en ont éteint le développement. Il n'y a pas à hésiter à vacciner un sujet qui ne l'a pas encore été, alors même qu'il peut être en pleine incubation de variole ; c'est encore peut-être un service qu'on peut lui rendre en atténuant la gravité de la maladie qui va éclore.

Dans une épidémie qui a eu lieu en 1887-1888 à Sheffield (Angleterre), ville de 316.288 habitants, 6.088 personnes ont été atteintes ; 680 sont mortes. L'influence de la vaccine a été démontrée jusqu'à l'évidence. Sur 1.000 enfants vaccinés, il y a eu 5 cas de variole et 0,9 décès ; sur 1.000 enfants non vaccinés, il y a eu 101 cas et 44 décès. La mortalité des personnes revaccinées fut de 0,08 ; celle des personnes vaccinées de 1 ; celle des personnes non vaccinées de 11. Des 290 employés des postes, tous revaccinés, aucun ne fut malade.

La variole est devenue si rare en Allemagne, où la vaccination est obligatoire depuis le 1er avril 1875, qu'on n'en parle plus dans les statistiques sommaires (2). On la traite comme certaines maladies du moyen âge, terribles dans ces temps d'ignorance et si rares aujourd'hui qu'on ne s'en occupe plus. Ainsi la variole n'existe pour ainsi dire pas dans l'armée allemande.

(1) *Recueil précité*, tome XIX, p. 175.

(2) En 1886, le nombre de décès par variole pour toute l'Allemagne a été de 155 soit 0,33 pour 100.000 habitants.

Dans l'armée prussienne, la vaccination est obligatoire depuis le 16 juin 1834. En 1835, le chiffre des décès pour 100.000 hommes tombe de 28,1 à 3,7 et continue à décroître pour arriver en 1874 à 0,4. Depuis que la vaccination et la revaccination sont obligatoires, de 1874 à 1886, il n'y eut qu'un seul décès par variole, en 1884. Il s'agissait d'un réserviste qui, au moment de son entrée au corps (1877), avait été vacciné deux fois sans succès.

Les conclusions du rapport de M. le Dr Proust, approuvées par le comité consultatif d'hygiène publique de France, sont ainsi formulées :

Le comité, considérant que la vaccination et la revaccination sont les seuls moyens d'empêcher le développement de la variole ;

Que ces opérations ne présentent aucun danger lorsqu'elles sont pratiquées suivant les règles de l'art ;

Que non seulement elles ne sont pas dangereuses en temps d'épidémie de variole, mais qu'elles sont le seul moyen qui puisse arrêter ces épidémies ;

Que la variole a presque complètement disparu des pays où la vaccination et la revaccination sont obligatoires et régulièrement pratiquées ;

Que cette maladie doit disparaître définitivement des pays civilisés ;

Considérant enfin que nous possédons avec le vaccin animal une source pure de vaccin donnant une sécurité absolue et pouvant satisfaire à toutes les éventualités,

Émet le vœu :

Qu'une loi rende obligatoires en France la vaccination et la revaccination.

Des vœux analogues ont été émis par l'académie de médecine, par la société médicale des hôpitaux, en un mot, par toutes les sociétés qui s'occupent d'hygiène.

Au nombre des conclusions votées par l'académie de médecine à la suite de la discussion sur le faible accroissement de la population en France, se trouvent celles-ci :

L'académie émet le vœu que la vaccination et la revaccination soient rendues obligatoires par une loi.

En attendant que cette loi d'intérêt national ait été adoptée par le parlement, l'académie émet le vœu que les vaccinations et les revaccinations soient encouragées et facilitées par tous les moyens possibles, en tout temps, et notamment toutes les fois que la nécessité d'y avoir recours aura été signalée aux pouvoirs municipaux par le conseil d'hygiène ou les médecins des épidémies, mais surtout lorsque apparaît une menace d'épidémie de variole, parce que, contrairement au préjugé populaire, la vaccination et la revaccination sont le plus sûr moyen d'en arrêter le progrès.

L'article 8 du projet prescrit la vaccination au cours de la première année de la vie ; mais cette mesure ne suffit pas pour préserver de la variole. On a constaté, en effet, que la vertu préservatrice du vaccin n'a pas une durée indéfinie et qu'un grand nombre d'individus vaccinés perdent, après un temps variable, évalué en moyenne à dix ans, l'immunité contre la variole. De là la nécessité d'opérer des revaccinations pour perpétuer cette immunité.

Il est d'observation, dit M. le professeur Proust, que les varioles survenant avant l'âge de dix ans chez les enfants vaccinés n'ont pas ordinairement de gravité.

C'est depuis dix ou douze ans jusqu'à trente-cinq ans que la variole se montre chez les vaccinés.

C'est le moment de la plus forte mortalité.

La vaccination n'ayant qu'une action limitée, il faut revacciner. Il faut pratiquer une première revaccination de onze à douze ans. C'est à cet âge que es revaccinations donnent le nombre le plus élevé de succès.

Une seconde revaccination doit être pratiquée entre la vingtième et la vingt et unième année, au moment du service militaire.

Le parlement hésitera d'autant moins à consacrer ces dispositions que déjà la Chambre des députés avait adopté en première lecture, le 7 mars 1881, une proposition de loi de M. le Dr Henry Liouville tendant à rendre obligatoires la vaccination et la revaccination.

Art. 9.

Dans toute commune, le maire est tenu de prendre un arrêté portant règlement sanitaire. Ce règlement comprend les mesures propres à protéger la santé publique, notamment en ce qui concerne la prophylaxie des maladies endémiques et des maladies épidémiques, la salubrité des habitations et des agglomérations.

Ledit règlement est approuvé par le préfet, après avis du conseil d'hygiène du département.

Si, dans le délai d'un an à partir de la promulgation de la présente loi, une commune n'a pas de règlement sanitaire, il lui en sera imposé un d'office par un arrêté du préfet, le conseil d'hygiène entendu.

Dans le cas où plusieurs communes auraient fait connaître leur volonté de s'associer, conformément à la loi du 22 mars 1890, pour l'exécution des mesures sanitaires, elles pourront arrêter un même règlement qui leur sera rendu applicable suivant les formes prévues dans ladite loi.

Cette disposition est une des plus importantes du projet. Aujourd'hui, les maires et les préfets n'ont aucun moyen d'assurer la dépense qu'entraînerait une mesure sanitaire prescrite par eux. Enfin, auraient-ils ces moyens qu'ils hésiteraient encore entre les pouvoirs qui semblent illimités, parce qu'ils sont indéterminés, que leur confère la loi du 5 avril 1884, et les entraves apportées à leur action par d'autres principes généraux de droit, par quelques lois spéciales et surtout par les tendances de la jurisprudence.

En l'absence de règles précises, les magistrats municipaux s'abstiennent, et le devoir que leur impose la loi de veiller à la salubrité et de prévenir les épidémies, ils ne l'accomplissent pas parce que la loi ne leur fournit pas les moyens de l'accomplir.

Il n'en sera plus de même si le maire a le droit de prendre, s'il est tenu de prendre un arrêté portant règlement sanitaire. Cet arrêté communal devra être approuvé par le préfet après avis du conseil d'hygiène départemental.

Il n'est pas possible d'inscrire dans la loi toutes les dispositions qui devront figurer dans le règlement. Elles varieront avec l'importance et la situation des communes. Leurs principaux objets seront nécessairement : la salubrité de l'habitation, la salubrité de l'agglomération, la prophylaxie des maladies transmissibles.

Salubrité des habitations.

L'article 3 du projet porte que les conditions générales et locales à observer dans la construction des habitations devront être indiquées dans le règlement. Pour les communes rurales, le règlement ne contiendra que des dispositions sommaires, celles qui sont généralement reconnues indispensables pour mettre l'habitation à l'abri des causes les plus manifestes d'insalubrité.

Dans les villes, au contraire, on pourra prévoir notamment :

la hauteur des maisons ;

le nombre et la hauteur des étages ;

la dimension des pièces habitées et leur aération ;

la dimension des cours et courettes ;

les dispositions relatives aux cabinets d'aisances, aux tuyaux d'évacuation des eaux ménagères ;

les branchements d'égouts particuliers ;

la construction des foyers de chauffage, des conduits de fumées au point de vue des dangers d'incendie, etc.

Il conviendra également de comprendre dans le règlement les conditions indispensables pour l'assainissement des maisons déjà construites.

Un certain nombre de villes à l'étranger sont pourvues de règlements concernant la salubrité des habitations. A Paris, la commission des logements insalubres a établi un règlement qui lui sert de guide.

Salubrité de l'agglomération.

Ici prendront place les dispositions concernant notamment :

la propreté de la voie publique ;

l'écoulement sur la voie publique des eaux de toute nature ;

le balayage ;

les dépôts de fumiers, d'immondices ;

la vidange des fosses d'aisances et l'épandage des matières ;

le transport et le dépôt des ordures ménagères ;

la tenue des abattoirs ou des tueries particulières ;

l'inspection des viandes ;

la salubrité des comestibles mis en vente, etc.

Prophylaxie des maladies transmissibles.

Suivant les moyens et les ressources dont disposera la commune on assurera :

les soins à donner au malade ;

son isolement ;

la désinfection de ses déjections, de ses linges, de ses vêtements, de tous les effets et objets à usage ;

le transport dans un hôpital ou dans une ambulance spéciale ;

la désinfection des voitures ayant servi au transport des contagieux ;

l'assainissement et la désinfection des locaux qui ont été habités par les malades.

Tout cela, il n'est pas certain qu'un maire ne pourrait pas actuellement le faire. Mais en fait il n'y en a pas un seul qui le fasse. Il est donc utile au bien public que la loi dise nettement, non seulement que le maire peut le faire, mais qu'il doit le faire.

Si cependant il ne le fait pas ? L'article 9 de notre projet applique ici le principe posé par l'article 99 de la loi de 1884. S'il ne le fait pas, le représentant du Gouvernement, le préfet, doit substituer son action à la sienne. Un règlement sanitaire sera imposé d'office à la commune. Il ne le sera du reste qu'après que le préfet aura consulté le conseil d'hygiène du département. Celui-ci fera connaître le minimum de garanties qu'exige la sauvegarde de la santé publique et le préfet devra concilier dans une sage mesure ces exigences avec les possibilités locales.

Enfin le projet de loi prévoit le cas où plusieurs communes, usant de la faculté inscrite dans la loi du 22 mars 1890 sur les syndicats des communes, se réuniraient pour arrêter un règlement sanitaire qui leur serait applicable en commun. Un grand nombre de communes de France n'ont qu'un chiffre de population extrêmement faible : plus de la moitié possèdent moins de 500 habitants. Leur donner le moyen de s'associer pour coopérer à des mesures de salubrité et de prophylaxie est évidemment répondre au but que s'est proposé la loi de 1890. C'est venir en aide dans bien des circonstances aux communes « trop faibles, trop mal outillées, trop pauvres », pour leur permettre de satisfaire plus aisément aux prescriptions sanitaires qui leur incomberont du fait de la présente loi.

Art. 10.

Lorsqu'une épidémie, quelles que soient sa nature et son origine, menace le territoire de la République ou s'y développe et que les moyens de défense locaux sont reconnus insuffisants, il est procédé conformément aux paragraphes 2 et 3 de l'article 1er de la loi du 3 mars 1822 (1).

(1) Loi du 3 mars 1822 (*Recueil précité*, tome XIV, p. 651) :

Art. 1er. — Le roi détermine par des ordonnances : 1° les pays dont les provenances doivent être habituellement ou temporairement soumises au régime sanitaire ; 2° les mesures à observer sur les côtes, dans les ports et rades, dans les lazarets et autres lieux réservés ; 3° les mesures extraordinaires que l'invasion ou la crainte d'une maladie pestilentielle rendrait nécessaires sur les frontières de terre ou dans l'intérieur.

Il règle les attributions, la composition et le ressort des autorités et administrations chargées de l'exécution de ces mesures, et leur délègue le pouvoir d'appliquer provisoirement, dans des cas d'urgence, le régime sanitaire aux portions du territoire qui seraient inopinément menacées.

Les ordonnances du roi ou les actes administratifs qui prescriront l'application des dispositions de la présente loi à une portion du territoire français seront, ainsi que la loi elle-même, publiés et affichés dans chaque commune qui devra être soumise à ce régime ; les dispositions pénales de la loi ne seront applicables qu'après cette publication.

On vient de voir que les règlements sanitaires prévus à l'article précédent devront contenir des dispositions relatives à la prophylaxie des maladies transmissibles. Il faut toutefois prévoir que les précautions prises dans certaines localités auront été insuffisantes contre une épidémie qui se déclare avec violence et se propage avec rapidité.

La loi du 3 mars 1822 donne des pouvoirs considérables au Gouvernement pour la défense du territoire contre l'importation et la propagation des maladies pestilentielles. Elle lui permet de se substituer à l'autorité municipale et d'ordonner les mesures sanitaires extraordinaires que l'invasion ou la crainte d'une épidémie de cette nature paraissent rendre nécessaires sur la frontière de terre ou même dans l'intérieur. Cette loi n'est pas applicable aux maladies transmissibles autochtones. Cependant ces maladies font bien plus de victimes que la peste, la fièvre jaune ou le choléra et il est indispensable que l'État puisse intervenir lorsque les affections transmissibles, quelles que soient leur nature et leur origine, constituent par la multiplicité de leurs manifestations, la rapidité de leur développement, un grave danger public. Cette intervention est nécessaire, non seulement dans l'intérêt des localités atteintes, mais encore pour conjurer le péril auquel peut se trouver exposée la santé publique sur tout le territoire.

L'article 11 du projet permet au Gouvernement, à défaut des autorités locales défaillantes ou impuissantes, d'appliquer, en vertu d'un décret du Président de la République et après certaines formalités, un régime spécial aux portions du territoire gravement menacées. Cette intervention de l'État, en matière d'hygiène publique locale, ne se produira d'ailleurs que momentanément et dans les cas exceptionnels pour lesquels le péril est manifeste.

En 1886, la loi de 1822 fut employée, dans le Finistère, contre une épidémie de choléra qui, depuis plusieurs mois, faisait de nombreuses victimes et qui, dans deux communes, le Guilvinec et Audierne, avait emporté le dixième de la population. En vertu de l'article 1er de la loi de 1822, M. le Dr Charrin fut délégué dans le département du Finistère et dans les départements voisins pour prendre, sous l'autorité du Ministre du commerce et de l'industrie, « toutes les mesures nécessaires en vue d'arrêter la marche de l'épidémie ». Les mesures prises ont été nombreuses ; il faut surtout citer la fermeture des puits, publics ou privés, dont les eaux étaient suspectes de contamination, l'obligation imposée aux habitants de désinfecter les maisons où s'étaient produits des cas de choléra et de brûler des hardes et objets de literie ayant servi à des cholériques ; l'interdiction aux pêcheurs de passage de se loger chez les habitants déjà trop nombreux dans leurs étroites maisons et par suite l'obligation de s'installer sous des tentes mises à leur disposition ; la réquisition d'immeubles particuliers destinés à loger les pêcheurs, etc., etc. Grâce à ces précautions, énergiquement imposées aux municipalités et aux habitants, l'épidémie fut promptement enrayée et définitivement éteinte. M. le Dr Charrin arriva à Quimper le 2 février 1886. Le nombre des décès cholériques qui avait été, en décembre 1885, de 199 et, en janvier 1886, de 107, fut de 33 en février, de 25 en mars et de 7 en avril.

Une autre expérience a eu lieu en 1890 et n'a pas été moins concluante. Cette fois la loi de 1822 a servi, non à arrêter la marche d'une épidémie régnante, mais à empêcher le choléra, qui exerçait de grands ravages en Espagne, de pénétrer en France.

Les mesures prises s'appliquaient aux personnes et aux choses susceptibles d'introduire la maladie. L'importation des fruits et légumes poussant dans le sol ou à niveau du sol, des drilles et chiffons et des objets de literie tels que matelas, couvertures, etc., venant d'Espagne, fut interdite. Les prescriptions relatives aux personnes ont consisté notamment dans l'obligation imposée aux logeurs et aux particuliers de déclarer à la mairie de leur commune toute personne venant d'Espagne et de signaler tout cas de maladie suspecte survenu dans leur maison ; dans l'obligation imposée aux voyageurs arrivant d'Espagne de subir à la frontière une visite sanitaire et de soumettre certains de leurs effets à la désinfection, de déclarer la commune dans laquelle ils se rendaient ; de signaler, dans les vingt-quatre heures, leur arrivée dans cette commune et de recevoir pendant un temps prescrit la visite d'un médecin chargé uniquement de s'assurer qu'ils n'ont pas le choléra ; dans l'obligation imposée aux maires de faire faire cette visite par un médecin à tout voyageur venant d'Espagne jusqu'à ce qu'un intervalle de cinq jours se soit écoulé depuis le passage de celui-ci à la frontière (1).

Grâce à ces prescriptions, rigoureusement appliquées sur les frontières de terre et de mer pendant plus de cinq mois, le choléra ne s'est pas introduit en France. Un seul voyageur a pu obtenir,

(1) *Recueil précité*, tomes XX, p. 680, et XXI, p. 570.

quoique malade, le passeport sanitaire, et rentré chez lui a communiqué la maladie à sa mère, qui en est morte. Des mesures énergiques d'isolement et de désinfection aussitôt prises ont empêché le mal de se propager.

Ainsi, en deux circonstances différentes, dans le Finistère contre une épidémie régnante, à la frontière contre une épidémie étrangère, la loi de 1822 s'est montrée efficace.

Pourquoi n'userait-on pas du même procédé lorsqu'une épidémie d'une gravité tout à fait exceptionnelle sévit à l'intérieur?

Une objection grave a été faite à la loi de 1822. Ses pénalités sont excessives, et cet excès dans les peines a plus d'une fois entravé l'exécution de la loi.

Notre projet, en appliquant aux épidémies nées à l'intérieur les paragraphes 2 et 3 de l'article premier de la loi du 3 mars 1822, se dégage des dispositions draconiennes qui suivent. La sanction de notre article 11 est réglée par l'article 16 ; les contrevenants encourront seulement les peines des articles 479 et 480 du code pénal.

Le vote de l'article 11 aurait encore cet avantage de faire disparaître toute incertitude sur le point de savoir si, même contre les maladies pestilentielles, l'autorité est en droit de prendre des mesures préventives à l'intérieur du territoire.

Art. 11.

Le comité consultatif d'hygiène publique de France délibère sur toutes les questions intéressant l'hygiène publique, l'exercice de la médecine et de la pharmacie ou les eaux minérales, sur lesquelles il est consulté par le Gouvernement.

Il est nécessairement consulté sur les travaux publics soit d'amenée d'eau d'alimentation, soit d'assainissement.

Cet article confirme et consacre les attributions données au comité consultatif d'hygiène publique par le décret du 30 septembre 1884 (1).

Aux termes de ce décret, le comité est composé de membres de droit, siégeant en raison de leurs fonctions, et de membres nommés par le ministre sur une liste dressée par le comité. Ces derniers sont

(1) Décret du 30 septembre 1884 (*Recueil précité*, tome XIV, p. 646):
Art. 1er. — Le comité consultatif d'hygiène publique de France, institué près du

choisis parmi les savants, les médecins, les chimistes spécialement désignés par la nature de leurs travaux.

Cette assemblée, qui a pour mission d'éclairer l'autorité dans toutes les questions sanitaires, est comme le grand conseil de l'hygiène publique. Il est donc nécessaire qu'elle puisse être consultée sur toutes les affaires concernant l'hygiène.

Parmi ces affaires, il en est deux surtout qui intéressent au plus haut degré la salubrité des agglomérations ; ce sont : l'alimentation en eau potable et l'évacuation des matières usées.

Deux circulaires, en date des 29 octobre 1884 et 5 septembre 1885 (1), ont invité les préfets à communiquer à l'administration

ministère du commerce, est chargé de l'étude et de l'examen de toutes les questions qui lui sont renvoyées par le ministre, spécialement en ce qui concerne :

la police sanitaire maritime, les quarantaines et les services qui s'y rattachent ;

les mesures à prendre pour prévenir et combattre les épidémies et pour améliorer les conditions sanitaires des populations manufacturières et agricoles ;

la propagation de la vaccine ;

le régime des établissements d'eaux minérales et le moyen d'en rendre l'usage accessible aux malades pauvres ou peu aisés ;

les titres des candidats aux places de médecins-inspecteurs des eaux minérales ;

l'institution et l'organisation des conseils et des commissions de salubrité ;

la police médicale et pharmaceutique ;

la salubrité des logements, manufactures, usines et ateliers ;

le régime des eaux au point de vue de la salubrité.

Le comité indique au ministre les questions à soumettre à l'académie de médecine.

Il est publié, chaque année, un recueil des travaux du comité et des actes de l'administration sanitaire.

Art. 2. — Le comité consultatif d'hygiène publique est composé de vingt-trois membres.

Sont membres de droit du comité :

1° le directeur des affaires commerciales et consulaires au ministère des affaires étrangères ;

2° le président du conseil de santé militaire ;

3° l'inspecteur général, président du conseil supérieur de santé de la marine ;

4° le directeur général des douanes ;

5° le directeur de l'administration générale de l'assistance publique ;

6° le directeur du commerce intérieur au ministère du commerce ;

7° l'inspecteur général des services sanitaires ;

8° l'inspecteur général des écoles vétérinaires ;

9° l'architecte inspecteur des services extérieurs du ministère du commerce.

Le ministre nomme les autres membres, dont huit au moins sont pris parmi les docteurs en médecine.

En cas de vacance parmi les membres nommés par le ministre, la nomination est faite sur une liste de trois candidats, présentés par le comité.

Art. 6. — Des auditeurs peuvent être attachés au comité avec voix consultative. Ils sont nommés par le ministre, sur les propositions du comité et pour une période de trois ans, toujours renouvelable. Leurs fonctions sont gratuites.

Trois décrets ultérieurs (*) ont porté le nombre des membres du Comité de vingt-trois à trente-quatre et ont ajouté à la liste des membres de droit :

1° le directeur de l'assistance et de l'hygiène publiques au ministère de l'intérieur ;

2° le directeur de l'administration départementale et communale au ministère de l'intérieur ;

3° le directeur de l'enseignement primaire au ministère de l'instruction publique ;

4° le directeur du service de santé au ministère de la guerre.

(1) *Recueil précité*, tomes XIV, p. 670, et XV, p. 509.

* Décrets des 7 mai 1888 (tome XVIII, p. 587), 8 janvier 1889, (tome XIX, p. 770) et 14 décembre 1891.

supérieure, pour être soumis au comité consultatif d'hygiène, tous les projets présentés par les municipalités pour approvisionner d'eau potable les villes et les communes.

Dans un rapport inséré au *Journal officiel* du 13 avril 1891, l'administration a dressé l'inventaire des travaux du comité en ce qui concerne l'eau potable et a mis en lumière les résultats obtenus grâce à l'intervention de cette assemblée (1).

Ce document établit que, de 1885 à 1890, soit une période de six ans, le nombre des projets examinés par le comité a été de 333 ; dix-sept ont donné lieu à des conclusions défavorables, et par là le comité a rendu aux communes et à l'hygiène publique un notable service, sans qu'on puisse le taxer, en présence de cette très faible proportion, d'une sévérité excessive.

Voici un tableau qui résume, pour l'ensemble des projets d'amenées d'eaux exécutés ou en cours d'exécution, le montant de la dépense effectuée ou prévue, le chiffre de la population qu'elles représentent :

(1) *Recueil précité*, tome XXI, p. 143.

État des travaux d'amenée d'eaux exécutés ou en cours d'exécution de 1884 à 1890.

NOMBRE DES COMMUNES.	DÉSIGNATION DES COMMUNES	POPULATION REPRÉSENTÉE.	MONTANT DE LA DÉPENSE
	I. — TRAVAUX EXÉCUTÉS.		
	a) *Dépense supérieure à 100.000 fr. par commune :*	habitants.	francs.
1	Poitiers	36.878	3.500.000
1	Caen	43.809	2.600.000
2	Lorient (1.600.000 fr.) et Bastia (1.025.000 fr.)	60.820	2.625.000
22	Autres communes (de 2.700 à 34.000 habitants)	234.905	6.042.448
26	ENSEMBLE	376.412	14.767.448
	b) *Dépense inférieure à 100.000 fr. par commune :*		
181	Communes diverses	205.080	2.977.574
207	TOTAL GÉNÉRAL	581.581	17.745.022
	II. — TRAVAUX EN COURS D'EXÉCUTION.		
	a) *Dépense supérieure à 100.000 fr. par commune :*		
1	Roanne	29.226	3.970.000
1	Dunkerque	38.240	2.200.000
3	Libourne (750.000 fr.), Villefranche et Morlaix (600.000 fr.)	43.481	1.950.000
9	Autres communes (de 3.410 à 14.129 habitants)	66.106	1.924.000
14	ENSEMBLE	177.053	10.044.000
	b) *Dépense inférieure à 100.000 fr. par commune :*		
46	Communes diverses	71.536	1.339.900
60	TOTAL GÉNÉRAL	248.589	11.383.900

RÉCAPITULATION.

	COMMUNES.	HABITANTS.	DÉPENSES.
I. — Travaux exécutés	207	581.501	17.745.022
II. — Travaux en cours d'exécution	60	248.589	11.383.900
ENSEMBLE	267	830.090	29.128.922

D'autre part, les divers projets examinés par le comité consultatif de 1886 à 1890 se répartissent de la manière suivante par département :

32 projets	1 département		
De 20 à 21 projets	3 départements		17
De 10 à 15 —	5 —		
De 5 à 8 —	8 —		
De 3 à 4 —	8 —		
2 projets	15 —		39
1 projet	16 —		
		Total	56
Aucun projet			31
Total égal à l'ensemble des départements			87

Le rapport présenté au comité examine ensuite l'influence que les travaux exécutés ont pu exercer sur la mortalité générale et spécialement sur la mortalité par fièvre typhoïde dans un certain nombre de villes dotées d'une distribution d'eau potable succédant à une alimentation défectueuse. Bien que les périodes antérieures et postérieures à cette distribution soient généralement trop courtes pour fournir des résultats définitifs, il n'en est pas moins démontré déjà par la comparaison des statistiques mortuaires que, sous l'action d'une meilleure alimentation en eau, la mortalité générale diminue, la mortalité par fièvre typhoïde disparaît ou s'atténue dans une notable proportion.

Malheureusement, ainsi qu'on a pu le constater par les tableaux qui précèdent, combien est relativement faible le nombre des municipalités qui, de leur propre initiative, se sont préoccupées d'assurer à leurs administrés une eau irréprochable ! 267, en six ans, représentant en tout une population d'un peu plus de 800.000 habitants ! Combien encore, où la mortalité générale est excessive et la fièvre typhoïde à l'état endémique, auraient intérêt à suivre le même exemple !

En outre, ce n'est pas tout d'amener ce qui est bon, il faut aussi renvoyer ce qui est mauvais et le renvoyer dans des conditions qui ne nuisent en rien à soi-même ni aux autres. Cette seconde catégorie de travaux, destinée à compléter l'assainissement des villes ou communes, doit, comme la première, être soumise à l'examen technique d'un conseil supérieur qui puise dans l'étude de ces projets des connaissances générales profitables à tous. Les conditions d'évacuation des matières usées, la construction des égouts, l'enlèvement et l'éloignement des matières fécales intéressent à un trop haut degré la salubrité publique pour que, dans l'intérêt général, aussi bien que dans celui des villes qui consacrent à ces opérations des sommes parfois considérables, aucune des règles d'hygiène enseignées par l'expérience ne soit méconnue. Dans ces derniers temps, l'intervention du comité consultatif d'hygiène publique de France a exercé la plus heureuse influence sur les grands projets d'assainissement qui vont être entrepris à Marseille (1). De même, pour la ville de Toulon (2), le Comité a été saisi à plusieurs reprises de projets qui avaient pour but l'établissement d'une canalisation assurant la bonne évacuation des vidanges et des eaux salies, l'ouverture de voies nouvelles faisant disparaître des foyers permanents d'infection, l'assainissement des chaussées. Rouen, Bourg, Cannes, Barcelonnette (3), notamment, ont présenté dans ces derniers temps des projets d'assainissement qui ont donné lieu à des rapports très complets.

Art. 12.

Le conseil d'hygiène de chaque département ou les commissions sanitaires doivent être consultés sur les objets énumérés à l'article 9 du décret du 18 décembre 1848 lorsque ces objets ont un intérêt départemental ou communal, sur l'alimentation en eau potable des agglomérations, sur la statistique démographique et la géographie médicale, sur les règlements sanitaires communaux et généralement sur toutes les questions intéressant la santé publique, dans les limites de leurs circonscriptions respectives.

Aux termes des articles 1, 3 et 4 de l'arrêté du chef du pouvoir exécutif du 18 décembre 1848, il y a dans chaque arrondissement un conseil d'hygiène publique et de salubrité et au chef-lieu de département un conseil départemental d'hygiène et de salubrité. En outre des commissions d'hygiène publique peuvent être insti-

(1) *Recueil précité*, tomes XV, p. 191 ; XVI, p. 265 ; XIX, p. 163 et XX, p. 378.
(2) *Ibid.*, tomes XVI, p. 145-157-254 ; XVII, p. 292 ; et XX, p. 247.
(3) *Ibid.*, tomes XX, p. 108-281-290 ; et XXI, p. 283.

tuées dans les chefs-lieux de canton par un arrêté spécial du préfet après avoir consulté le conseil d'arrondissement (1).

L'article 9 du même décret énumère les objets sur lesquels ces conseils et commissions peuvent être consultés. Voici comment s'exprime à cet égard le rapporteur du Comité consultatif d'hygiène publique :

L'avis de ces assemblées départementales et locales n'est pas obligatoire et l'on ne trouve du reste dans aucune de nos lois qui touchent à la santé publique aucune disposition qui prescrive, à titre de nullité, d'évoquer devant elles les affaires qui sont de leur ressort. Bientôt l'administration en est arrivée à ne plus les consulter que sur les questions qui rentrent plus particulièrement dans l'ordre habituel de ses préoccupations ou sur lesquelles les intérêts particuliers exercent une plus grande insistance; c'est ainsi qu'aujourd'hui, dans presque tous les départements, les conseils d'hygiène n'ont plus guère à s'occuper que de demandes en autorisation, translation ou révocation des établissements dangereux, insalubres ou incommodes et des projets d'amenée d'eau pour l'alimenta-

(1) ARRÊTÉ DU CHEF DU POUVOIR EXÉCUTIF DU 18 DÉCEMBRE 1848 :

Le Président du conseil des ministres, chargé du pouvoir exécutif,
Sur le rapport du ministre de l'agriculture et du commerce;
Le conseil d'État entendu,

Arrête :

Titre I. — Des institutions d'hygiène publique et de leur organisation.

Art. 1er. — Dans chaque arrondissement, il y aura un conseil d'hygiène publique et de salubrité.

Le nombre des membres de ce conseil sera de *sept* au moins et de *quinze* au plus.

Un tableau dressé par le ministre de l'agriculture et du commerce réglera le nombre des membres et le mode de composition de chaque conseil.

Art. 2. — Les membres du conseil d'hygiène d'arrondissement seront nommés pour quatre ans par le préfet et renouvelés par moitié tous les deux ans.

Art. 3. — Des commissions d'hygiène publique pourront être instituées dans les chefs-lieux de canton par un arrêté spécial du préfet, après avoir consulté le conseil d'arrondissement.

Art. 4. — Il y aura au chef-lieu de la préfecture un conseil d'hygiène publique et de salubrité de département.

Les membres de ce conseil seront nommés pour quatre ans par le préfet et renouvelés par moitié tous les deux ans.

Un tableau dressé par le ministre de l'agriculture et du commerce réglera le nombre des membres et le mode de composition de chaque conseil.

Ce nombre sera de sept au moins et de quinze au plus.

Il réunira les attributions des conseils d'hygiène d'arrondissement aux attributions particulières qui sont énumérées à l'article 12.

Art. 5. — Les conseils d'hygiène sont présidés par le préfet ou le sous-préfet, et les commissions de canton, par le maire du chef-lieu.

Chaque conseil élira un vice-président et un secrétaire, qui seront renouvelés tous les deux ans.

Art. 6. — Les conseils d'hygiène et les commissions se réuniront au moins une fois tous les trois mois et chaque fois qu'ils seront convoqués par l'autorité.

Art. 7. — Les membres des commissions d'hygiène de canton pourront être appelés aux séances du conseil d'hygiène d'arrondissement ; ils ont voix consultative.

Art. 8. — Tout membre des conseils ou des commissions de canton, qui, sans motifs d'excuses approuvés par le préfet, aura manqué de se rendre à trois convocations consécutives, sera considéré comme démissionnaire.

Titre II. — Attributions des conseils et des commissions d'hygiène publique.

Art. 9. — Les conseils d'hygiène d'arrondissement sont chargés de l'examen des questions relatives à l'hygiène publique de l'arrondissement, qui leur seront renvoyées par

tion ; ce sont à peu près les deux seules de leurs attributions qui donnent lieu à une action administrative.

Cette situation est, en grande partie, la conséquence de l'éparpillement de ces attributions entre divers services administratifs ou d'autres commissions ; il est facile de s'en rendre compte en les examinant successivement.

La première attribution conférée aux conseils d'hygiène concerne l'assainissement des localités et des habitations. Cette tâche si importante emploierait la plus grande partie de leur activité si la loi du 13 avril 1850 n'était venue, bientôt après leur création, la leur enlever pour la confier aux soins des commissions émanant directement des municipalités. On sait que les commissions des logements insalubres, que chaque commune ou groupement de communes pouvait instituer aux termes de cette loi, sont devenues extrêmement rares.

Déjà, lors du vote de la loi, M. de Beaumont n'avait pas manqué de faire remarquer que, dans la situation qu'elle allait établir, on retirait aux conseils d'hygiène leurs attributions principales. « Pour arriver à avoir un résultat qui soit profitable pour les populations, il est évident, disait-il, que vous devez consulter ceux qui sont le plus à même de juger de la situation des maisons que vous voulez assainir et de leur assainissement, mais vous allez nommer des commissions. Entrons un peu dans les faits pratiques. Est-ce que vous croyez par hasard que, dans la totalité des communes de France, vous trouverez des hommes

le préfet ou le sous-préfet. Ils peuvent être spécialement consultés sur les objets suivants :

I. L'assainissement des localités et des habitations ;

II. Les mesures à prendre pour prévenir et combattre les maladies endémiques, épidémiques et transmissibles ;

III. Les épizooties et les maladies des animaux ;

IV. La propagation de la vaccine ;

V. L'organisation et la distribution des secours médicaux aux malades indigents ;

VI. Les moyens d'améliorer les conditions sanitaires des populations industrielles et agricoles ;

VII. La salubrité des ateliers, écoles, hôpitaux, maisons d'aliénés, établissements de bienfaisance, casernes, arsenaux, prisons, dépôts de mendicité, asiles, etc., etc. ;

VIII. Les questions relatives aux enfants trouvés ;

IX. La qualité des aliments, boissons, condiments et médicaments livrés au commerce ;

X. L'amélioration des établissements d'eaux minérales appartenant à l'État, aux départements, aux communes et aux particuliers, et les moyens d'en rendre l'usage accessible aux malades pauvres ;

XI. Les demandes en autorisation, translation ou révocation des établissements dangereux, insalubres ou incommodes ;

XII. Les grands travaux d'utilité publique, constructions d'édifices, écoles, prisons, casernes, ports, canaux, réservoirs, fontaines, halles, établissement des marchés, routoirs, égouts, cimetières, la voirie, etc., etc., sous le rapport de l'hygiène publique.

Art. 10. — Les conseils d'hygiène publique d'arrondissement réuniront et coordonneront les documents relatifs à la mortalité et à ses causes, à la topographie et à la statistique de l'arrondissement, en ce qui touche la salubrité publique.

Ils adresseront régulièrement ces pièces au préfet, qui en transmettra une copie au ministre de l'agriculture et du commerce.

Art. 11. — Les travaux des conseils d'arrondissement seront envoyés au préfet.

Art. 12. — Le conseil d'hygiène publique et de salubrité du département aura pour mission de donner son avis :

1° sur toutes les questions d'hygiène publique qui lui seront renvoyées par le préfet ;

2° sur les questions communes à plusieurs arrondissements ou relatives au département tout entier.

Il sera chargé de centraliser et coordonner, sur le renvoi du préfet, les travaux des conseils d'arrondissement.

Il fera, chaque année, au préfet, un rapport général sur les travaux des conseils d'arrondissement. Ce rapport sera immédiatement transmis par le préfet, avec les pièces à l'appui, au ministre de l'agriculture et du commerce.

Art. 13. — La ville de Paris sera l'objet de dispositions spéciales.

intelligents pour donner satisfaction à un grand intérêt, c'est-à-dire à l'assainissement de tous les logements insalubres? Évidemment non ! Il faut que vous ayez quelque chose de plus étendu, qui ait plus d'action, qui ne soit pas aussi près des populations; et, croyez-le bien, dans vos communes vous n'obtiendrez rien; au contraire, avec un établissement tel qu'on l'avait créé par le décret de 1848, vous avez là un moyen d'action, vous avez là des hommes très propres à juger de la situation des choses, à prescrire des mesures utiles et qui seront exécutées, tandis qu'avec vos commissions de communes ou de cantons vous n'aboutirez à rien. Il n'y aura pas de moyen d'exécution, on ne veut pas se mettre en lutte avec tel ou tel intérêt : il faut une commission qui soit étrangère à la localité, et qui, en même temps, ait le désir de satisfaire à ce besoin si urgent de loger des ouvriers d'une manière plus saine. Vous ne l'aurez pas avec votre commission locale, vous l'obtiendrez avec vos conseils d'hygiène ; il faut donc leur donner de grandes attributions. »

Cela était si vrai que, peu de temps après le vote de la loi, M. Dumas, ministre de l'agriculture et du commerce, bien qu'il ait contribué à faire rejeter les amendements de M. Théophile Roussel, lesquels amendements se bornaient cependant à demander que des commissions (cantonales) comprennent deux membres du conseil d'hygiène ou de la commission cantonale d'hygiène, s'exprimait en ces termes dans une circulaire en date du 11 août 1850 : « Ces lumières, cette impulsion (pour l'exécution de la loi), qui manqueraient souvent à des autorités préoccupées de tant d'autres soins, c'est des conseils d'hygiène d'arrondissement ou de département et des commissions cantonales, lorsqu'il en existe, qu'on doit particulièrement les attendre, etc. » Tardieu ne disait-il pas, lui aussi, au nom du comité consultatif d'hygiène publique de France, « qu'il est à désirer notamment que le concours des conseils d'hygiène vienne en aide à l'autorité municipale et facilite par ses avis l'exécution de la loi de 1850 ».

Cette loi est à peu près restée lettre morte et par contre-coup les conseils d'hygiène n'ont pas pour cela été plus souvent chargés d'exécuter la première de leurs attributions.

Les conseils d'hygiène doivent, en second lieu, être consultés sur les mesures à prendre pour prévenir et combattre les maladies endémiques, épidémiques et transmissibles : ils sont assistés dans cette tâche par les médecins des épidémies. Cette institution, qui existait déjà, au moins dans quelques provinces de la France, avant la Révolution de 1789, a reçu sa forme actuelle de plusieurs instructions ministérielles dont les plus anciennes remontent à l'an XIII et à l'année 1813. D'après ces instructions, il devait y avoir dans chaque arrondissement de préfecture un médecin des épidémies, nommé par le ministre, sur la présentation de trois candidats désignés par le préfet. Depuis le décret de décentralisation du 13 avril 1861, ce médecin est nommé par le préfet. Un arrêté spécial en date du 1er septembre 1851 a appelé les médecins des épidémies à siéger de droit dans les conseils d'hygiène où ils peuvent et doivent rendre les plus grands services. Il faut remarquer cependant qu'ils sont dépourvus de toute initiative et ne sont appelés que lorsque le maire a prévenu le préfet ou le sous-préfet de l'existence d'une épidémie et que l'administration a jugé nécessaire de les envoyer au foyer présumé contagieux. Néanmoins, partout où ils ont des rapports réguliers et fréquents avec un conseil d'hygiène ayant un fonctionnement normal, cette partie du service de l'hygiène donne d'excellents résultats, notamment dans les départements du Nord, de la Gironde, de la Seine-Inférieure et du Rhône. Sans doute, en cas d'épidémie manifestement déclarée et prenant une certaine gravité, tous concourent, conseils et médecins des épidémies, à la lutte locale contre le fléau, mais il serait nécessaire que ces efforts fussent constants ; or, l'institution des médecins des épidémies est l'un des rouages de cette inspection sanitaire permanente qui permettrait de ne pas attendre, pour la déclaration des épidémies, le bon vouloir des maires et de donner aux conseils d'hygiène une action vraiment efficace sur la santé publique.

La troisième des attributions conférées aux conseils d'hygiène consiste dans les avis à donner en cas d'épizooties. La loi du 21 juillet 1881 sur la police sanitaire des animaux, les articles 459, 460 et 461 du code pénal assurent une prompte exécution des mesures prises pour prévenir la propagation des épizooties. Mais nous devons cependant faire remarquer que cette attribution doit échapper aujourd'hui complètement aux conseils d'hygiène ; le service départemental des épizooties, comprenant par département un vétérinaire départemental et des vétérinaires cantonaux, est directement relié au comité consultatif des épizooties institué près le ministère de l'agriculture ; les conseils d'hygiène se bornent à comprendre parmi leurs membres un ou plusieurs vétérinaires de l'administration.

Les conseils d'hygiène restent, il est vrai, chargés de veiller à la propagation de la vaccine ; nous n'avons pas à rappeler combien ce service est insuffisant en France ; les rapports annuels de l'académie de médecine sur le service des vaccinations, le relevé publié à cet effet par l'administration, il y a quelques années, et le rapport sur la vaccine présenté au comité par M. Proust, le 27 mai 1889, en fournissent des preuves manifestes.

Les conseils doivent aussi être consultés sur les moyens d'améliorer les conditions sanitaires des populations industrielles et agricoles ; sur la salubrité des ateliers, écoles, hôpitaux, maisons d'aliénés, établissements de bienfaisance, casernes, prisons, dépôts de mendicité, asiles, etc. ; sur l'amélioration des eaux minérales appartenant à l'État, aux départements, aux communes et aux particuliers et les moyens d'en rendre l'usage accessible aux malades pauvres ; sur les grands travaux d'utilité publique, constructions d'édifices, écoles, prisons, casernes, ports, canaux, réservoirs, fontaines, halles, établissement des marchés, routoirs, égouts, cimetières, la voirie, etc., sous le rapport de l'hygiène publique. En fait, on a de plus en plus négligé de demander leur avis sur toutes ces questions si importantes et l'on aurait peine, en dehors de quatre ou cinq conseils chaque année, à trouver dans la collection des procès-verbaux de leurs séances que ces parties de leurs attributions aient été mises à profit.

Les paragraphes 5 et 8 de l'article 9 du décret de 1848 comprennent également l'organisation et la distribution des secours médicaux aux malades indigents et les questions relatives aux enfants trouvés ; les conseils d'hygiène n'ont, en fait, que des occasions extrêmement rares de s'occuper de ces diverses affaires. Cependant, il s'y trouve des éléments précieux d'information pour la santé publique, et il y aurait un réel intérêt à ce que les conseils d'hygiène puissent connaître et en contrôler les investigations. Et, pour montrer dans quel oubli cette partie de leurs attributions se trouve aujourd'hui, il suffit d'ajouter qu'aucun d'eux n'a été consulté, il y a quelques années, sur l'organisation de l'assistance médicale dans les campagnes.

Aux termes de l'article 10 du décret du 18 décembre 1848, les conseils d'hygiène doivent, d'autre part, réunir et coordonner les documents relatifs à la mortalité et à ses causes, à la topographie et à la statistique de l'arrondissement, en ce qui touche la salubrité publique ; il suffit de reproduire les termes de cet article pour signaler en même temps l'absence presque complète de son exécution.

De cet exposé il résulte que l'avis des conseils d'hygiène n'est, en général, que très rarement demandé pour la plupart des affaires que le législateur de 1848 avait voulu soumettre à leur examen, et cet état de choses tient, d'une part, à ce que l'autorité n'a pas vu dans le décret de 1848 les caractères d'une obligation stricte et que, d'autre part, des commissions nouvelles, ainsi que des services déjà existants ou nouvellement créés ont pris possession de plusieurs des attributions que les conseils d'hygiène devaient réunir entre leurs mains.

Nous n'en voulons pour exemple que l'énumération suivante, empruntée au département de la Sarthe, l'un de ceux où les services sanitaires fonctionnent avec une régularité relative.

Comme commissions, nous y voyons :

1° un conseil central d'hygiène au Mans ; 3 conseils d'arrondissement à Mamers, La Flèche et Saint-Calais ; 17 commissions cantonales d'hygiène, dont 7 pour l'arrondissement du Mans, 4 pour celui de Mamers, 6 pour celui de La Flèche, aucune pour celui de Saint-Calais ;

2° un comité consultatif départemental pour l'assistance médicale des pauvres et la vaccine ;

3° un comité départemental des enfants du premier âge ; des commissions locales ;

4° cinq comités de protection des enfants et des filles mineures employés dans l'industrie, siégeant au Mans, à Mamers, à La Flèche, à Sablé et à Saint-Calais ;

5° une commission locale des logements insalubres au chef-lieu du département.

Comme fonctionnaires sanitaires :

1° quatre médecins des épidémies au Mans, Mamers, La Flèche et Saint-Calais ;

2° un inspecteur départemental de la salubrité publique ;

3° dix correspondants des conseils d'hygiène, dont 5 dans l'arrondissement de Saint-Calais ;

4° un médecin-directeur du service spécial pour la propagation de la vaccine ;

5° un inspecteur et 1 sous-inspecteur du service des enfants assistés ;

6° deux directeurs d'agences du service des enfants assistés du département de la Seine, à Saint-Calais et à Ecommoy ;

7° un inspecteur divisionnaire pour le service de protection des enfants et des filles mineures employés dans l'industrie (le siège de la division dont le département de la Sarthe fait partie est à Nantes).

De plus, le département de la Sarthe est l'un de ceux où tous les médecins et les officiers de santé qui le désirent sont appelés à prêter leur concours au service de l'assistance médicale des pauvres, si bien que la plupart des médecins y remplissent des fonctions d'ordre sanitaire.

Nous ne citons que pour mémoire les vétérinaires cantonaux chargés de l'exécution des prescriptions de la loi du 21 juillet 1881, et le service d'inspection des pharmacies, drogueries et épiceries, qui appartient au conseil d'hygiène.

L'exemple de ce département, qui, nous le répétons, présente, au point de vue du fonctionnement de l'administration sanitaire, une situation moyenne par rapport à celle des autres départements, suffit à prouver comment les conseils d'hygiène n'ont pu manquer d'être entravés dans la mission qui leur avait été confiée, sans que l'éparpillement de leurs attributions ait offert le moindre avantage.

Nous n'avons pas à rechercher non plus pour quels autres services ressortissant à la médecine publique les conseils d'hygiène pourraient être appelés à émettre des avis motivés; l'énumération de l'article 9 du décret de 1848 nous paraît suffire.

Lorsqu'on parcourt les procès-verbaux des séances des conseils d'hygiène, et surtout lorsqu'on lit les rapports annuels que le comité consultatif d'hygiène publique de France publie sur l'ensemble de leurs travaux, lorsqu'on prend enfin connaissance des rapports de l'académie de médecine sur le service des épidémies, sur le service des vaccinations et sur le service de protection de l'enfance, on reconnait aisément que les doléances des conseils d'hygiène tiennent surtout à l'oubli dans lequel les laissent la plupart des administrateurs qui devraient les utiliser pour les affaires de leur compétence.

Ces assemblées sont habituellement composées d'hommes intelligents, instruits, dévoués au bien public. Mais on ne les consulte presque jamais. Prennent-elles l'initiative d'un conseil, il n'en est tenu généralement aucun compte, et bien souvent il ne serait pas possible, dans l'état de nos lois, d'en tenir compte. Il n'est pas surprenant qu'elles se découragent et aient l'apparence d'un rouage inutile. Le jour où elles seront sérieusement associées à l'action publique elles rendront des services sérieux.

A cet effet, il est indispensable que les conseils d'hygiène aient des attributions nettement déterminées et qu'ils soient tenus en vertu de la loi de les exercer. Aux termes du projet, il est un certain nombre de questions sur lesquelles le préfet aura, non plus le droit, mais le devoir de consulter les conseils ou commissions d'hygiène. D'après l'article 12, le conseil départemental devra nécessairement être consulté sur les objets énumérés à l'article 9 du décret du 18 décembre 1848 lorsque l'affaire est de nature à intéresser le département. La commission sanitaire, d'autre part, sera consultée lorsque l'affaire intéressera une des communes de son ressort. L'une ou l'autre de ces assemblées aura nécessairement à émettre son avis lorsqu'il s'agira de prescrire des travaux d'assainissement ou d'amenée d'eau destinés à assurer la salubrité des agglomérations (art. 1er) ou de prendre des mesures pour faire cesser l'insalubrité des habitations et des immeubles privés ou publics (art. 2).

Toutefois, on ne saurait exiger que les conseils d'hygiène exercent de semblables attributions sans leur accorder les ressources nécessaires. Maintes fois, en effet, dans les rapports qui ont été présentés au comité consultatif d'hygiène publique de France sur les travaux des conseils d'hygiène, on a signalé comme un obstacle au fonctionnement des conseils d'hygiène le manque complet ou l'insuffisance des ressources mises à leur disposition.

D'un relevé qui a été fait pour l'année 1884 (la situation ne s'est pas sensiblement modifiée depuis lors), il résultait que dans 23 départements les conseils généraux n'avaient voté aucun crédit en faveur des conseils d'hygiène, qui ne reçoivent d'ailleurs aucune autre allocation.

Dans les autres départements :

2	conseils généraux avaient	voté un crédit de	50 fr.
10	—	—	100
2	—	—	150
7	—	—	200
6	—	—	300
2	—	—	350
3	—	—	400
12	—	—	500
3	—	—	600
3	—	—	700
1	—	—	800
1	—	—	850
1	—	—	1,100
1	—	—	1,200
2	—	—	1,500
1	—	—	1,600
1	—	—	1,700
1	—	—	2,000
1	—	—	2,200
1	—	—	3,000
1	—	—	4,500
1	—	—	5,000
1	—	—	5,500
TOTAL... 64			

Pour que les conseils d'hygiène puissent fonctionner régulièrement, il faut qu'ils aient à leur disposition :

1° des jetons de présence ;
2° des abonnements aux ouvrages et aux publications périodiques d'hygiène destinés à former une bibliothèque ;
3° un crédit pour l'impression et la publicité de leurs travaux ;
4° des frais de missions et de déplacement.

1° Jetons de présence. — Le rapporteur du comité consultatif s'exprime ainsi à ce sujet :

Il n'y a qu'un très petit nombre de départements où des jetons de présence sont accordés aux membres des conseils d'hygiène ; on a même vu des conseils généraux déclarer que les membres de ces assemblées rougiraient sans doute d'accepter une rémunération quelconque pour une fonction qu'ils ont sollicitée. On peut, nous le savons, compter sur le dévouement de leurs membres ; en cas d'épidémie, d'accident, etc., ils fourniront un concours désintéressé, mais c'est une illusion de baser l'organisation d'un service si important sur les sentiments d'abnégation journalière et d'une durée indéfinie de ceux auxquels on le confie.

Combien il est plus équitable de ne conférer une fonction qu'en échange d'une rétribution convenue ; le contrat est plus étroit, il lie davantage et fait que le service doit être plus consciencieusement rempli. Dans le département de la Seine-Inférieure où ce principe a été appliqué, les travaux du conseil d'hygiène en ont certainement grandi en nombre, en valeur, en autorité.

C'est un fait d'observation que seules les assemblées qui travaillent avec esprit de suite sont celles qui allouent à leurs membres des jetons de présence, quelle que soit d'ailleurs la valeur de ces jetons. A cette seule condition, elles obtiennent une présence assidue à leurs séances et une participation effective à leurs travaux. On est libre de blâmer le fait, on peut le regretter, mais il est impossible de le contester, et mieux vaut reconnaître que dans une société démocratique où les emplois et les fonctions publiques sont accessibles à tous les citoyens, il ne serait pas juste de demander à plusieurs d'entre eux qui vivent de leur travail de consacrer, sans rémunération, une partie de leur temps à la gestion des intérêts généraux.

2° *Abonnement aux ouvrages et aux publications périodiques d'hygiène.* — Les moyens de défense et de protection de la santé publique varient suivant que les découvertes de la science et les applications de l'industrie permettent de réaliser plus facilement les pratiques de la prophylaxie contre la propagation des maladies transmissibles, contre la contamination de l'air et de l'eau.

Les membres des conseils d'hygiène doivent se tenir constamment au courant des progrès réalisés. Leur intervention auprès de l'administration s'exercera d'autant plus utilement, les décisions qu'ils auront conseillées seront d'autant plus facilement acceptées que leur autorité, leur compétence spéciale sera mieux établie. Or la compétence des hygiénistes est essentiellement une affaire d'études et d'instruction spéciales. Il est indispensable dès lors de mettre à leur disposition, réunis dans une même bibliothèque, les ouvrages et les publications qui traitent des questions d'hygiène, qui exposent les plus récentes découvertes et leurs applications à la prophylaxie. Ces dépenses pourront être faibles ; leur importance dépendra des conseils généraux ; mais il est utile que le principe en soit prévu.

3° Impression et publicité des travaux des conseils d'hygiène. — Un des moyens les plus efficaces pour stimuler le zèle des membres des assemblées consultatives est de publier les études et les rapports présentés sur les questions renvoyées à leur examen.

Lorsque ces documents doivent être livrés à la publicité, c'est-à-dire à la libre discussion, leurs auteurs s'efforcent de prévenir la critique et de mériter l'approbation de leurs collègues et du public. Ils se préoccupent de rechercher les solutions les plus conformes aux enseignements de la science et de l'expérience, les plus facilement réalisables et les moins préjudiciables aux intérêts privés.

On peut se convaincre en se reportant aux travaux des conseils d'hygiène que les meilleurs rapports émanent de celles de ces assemblées qui ont été dotées d'un budget permettant de publier leurs travaux et de réunir des éléments d'informations et de recherches.

D'autre part, l'impression de ces travaux permettra de constituer des archives spéciales à chaque circonscription sanitaire. A l'aide de ces archives on pourra se rendre compte des progrès réalisés sur les différents points du territoire, des améliorations réclamées et on puisera, dans les études antérieures, d'utiles indications pour la solution des questions pendantes.

4° Frais de déplacement et de mission. — On a vu que le conseil départemental est appelé par l'article 1er à se prononcer sur les travaux d'assainissement que nécessiterait le mauvais état sanitaire d'une commune, et par l'article 2 sur les propositions d'un maire relatives aux mesures à prendre pour faire cesser l'insalubrité d'un immeuble lorsque la commission sanitaire qui doit être consultée en premier lieu a déclaré ces travaux inutiles.

L'exécution des articles précités nécessitera parfois des visites sur les lieux.

Il faut prévoir aussi que des épidémies venant à se déclarer dans des communes plus ou moins dépourvues de secours médicaux, mission pourra être donnée aux membres des conseils sanitaires de se rendre auprès des municipalités pour les éclairer sur les moyens les plus propres à arrêter le développement de la maladie et à en prévenir le retour.

Il serait déraisonnable et injuste de demander que ces déplacements se fissent aux frais des membres des conseils.

L'expérience montre qu'en pareil cas il vaut mieux que les bases au moins de la dépense autorisée et remboursée soient arrêtées d'avance.

En résumé, le projet maintient le décret du 18 décembre 1848 dans celles de ses dispositions qui sont relatives aux attributions des conseils et des commissions d'hygiène ; il impose à l'administration l'obligation de consulter dans des cas déterminés ces assemblées ; il décide qu'elles devront être pourvues des ressources indispensables à l'accomplissement de leur mission, mais il réserve au conseil général le droit de statuer sur la fixation des dépenses, sur la composition et le mode de fonctionnement de ces conseils et sur la division du département en circonscriptions sanitaires, suivant des conditions que spécifie l'article 13 du projet qui est ainsi conçu :

Art. 13.

Dans chaque département, le conseil général, après avis du conseil d'hygiène départemental, délibère, dans les conditions prévues par l'article 48 de la loi du 10 août 1871, sur l'organisation du service de l'hygiène publique dans le département : notamment sur la subdivision du département en circonscriptions sanitaires pourvues chacune d'une commission sanitaire ; sur la composition, le mode de fonctionnement, la publication des travaux et les dépenses du conseil et des commissions sanitaires ; sur la valeur des jetons de présence et les frais de déplacement.

A défaut de délibération du conseil général sur les objets prévus au paragraphe précédent, ou, en cas de suspension de la délibération en exécution de l'article 49 de la loi du 10 août 1871, il pourra être pourvu à la réglementation du service par un décret rendu dans la forme des règlements d'administration publique.

En l'état, les services départementaux d'hygiène sont représentés principalement par les conseils d'hygiène qui, dans la pensée du législateur, devaient comprendre tous les services et assurer leur exécution. On a vu combien peu ces prévisions se sont réalisées.

Un certain nombre de villes ont remédié à l'absence d'organisation générale en réunissant tous leurs services sanitaires en un centre administratif commun désigné sous le nom de *bureau d'hygiène*.

Elles méritent d'être citées ; ce sont par ordre de priorité : Nancy, le Havre, Reims, Saint-Étienne, Amiens, Pau, Nice, Toulouse, Grenoble et Lyon.

Le fonctionnement de ces bureaux laissé à l'initiative des municipalités est des plus variables.

D'autre part, quelques départements ont institué des services d'hygiène. Le rapport au comité consultatif d'hygiène cite notamment l'organisation adoptée par les départements des Vosges et du Nord.

Dans le département des Vosges, un arrêté préfectoral, en date du 29 mai 1884, a, à la suite d'une enquête faite auprès des associations médicales et des conseils d'hygiène du département, établi une organisation générale des services sanitaires, digne des plus grands encouragements. Cette organisation générale comprend : 1° le traitement gratuit des malades indigents ; 2° la vaccine gratuite de tous les enfants indigents ou non; 3° l'inspection médicale des enfants du premier âge ; 4° la visite des aliénés en observation et des aliénés non dangereux placés à la campagne aux frais du Gouvernement ; 5° l'inspection médicale des écoles primaires et des écoles maternelles ; 6° l'étude de toutes les mesures concernant l'hygiène et la salubrité publiques, ainsi que les prophylaxies des maladies épidémiques.

Ce service, placé sous l'autorité du préfet, est constitué de la manière suivante : 1° un directeur des services sanitaires ; 2° le conseil central d'hygiène du département dans les limites des attributions qui lui ont été conférées par le décret du 18 décembre 1848 ; 3° des médecins ; 4° des pharmaciens ; 5° des sages-femmes diplômées; 6° des commissions locales. Les fonctions de directeur seront confiées à l'inspecteur de l'assistance publique. Le département est divisé en circonscriptions et un médecin est attaché à chacune d'elles. Les médecins sont nommés pour quatre ans et peuvent être réélus.

Dans le département du Nord, le préfet a institué, par un arrêté en date du 19 juin 1883, des commissions cantonales d'hygiène. Le budget des conseils d'hygiène de ce département est ainsi réparti : conseil central à Lille, 3.200 francs ; conseils d'hygiène de Douai et Valenciennes, chacun 250 francs ; conseils d'hygiène d'Avesnes, Cambrai, Dunkerque et Hazebrouck, chacun 200 francs. Ces divers conseils se réunissent très régulièrement une fois par mois et plus souvent lorsque les circonstances l'exigent.

Les dépenses occasionnées par les commissions cantonales d'hygiène sont supportées par le fonds d'abonnement du préfet, soit environ 1.000 francs par an.

Il existe, en outre, une inspection départementale de la salubrité pour laquelle les crédits suivants sont inscrits au budget du département :

Traitement de l'inspecteur..................	6.000 fr.
Traitement du sous-inspecteur..............	3.000
Gratifications des agents (gardes)............	800
TOTAL....................	9.800 fr.

Mais les services sanitaires départementaux n'existent que très exceptionnellement et très incomplètement, sauf dans les deux départements précités.

L'article 13 du projet décide qu'à l'avenir chaque département devra être doté d'un service d'hygiène publique. Ce service aura pour principaux organes les conseils et les commissions exerçant les attributions indiquées ci dessus, avec une composition et un mode de fonctionnement qui seront déterminés par le conseil général. Chaque commune devra être rattachée à une commission sanitaire qui, au chef-lieu du département, se confondra avec le conseil d'hygiène départemental. Toute latitude sera laissée au conseil général pour organiser le service. Il n'est pas nécessaire, il n'est même pas souhaitable que cette organisation soit partout la même. Telle est l'opinion qu'exprime le rapport au comité consultatif :

Le comité ne croit pas qu'il soit absolument nécessaire que les services départementaux et communaux soient institués d'une manière uniforme sur tous les points du territoire. De même que pour l'assistance publique, il faut tenir compte des services actuellement existants et qui varient suivant les régions et au mieux des habitudes locales. C'est précisément pour avoir tenté d'imposer une même organisation dans tout l'ensemble du pays qu'on a suscité des oppositions souvent irréfléchies, des rivalités de personnes et des difficultés sans nombre, dont la conséquence a été trop fréquemment l'ajournement de toute réforme. Nous avons montré dans une autre partie de ce rapport que dans plusieurs départements on avait organisé les services d'hygiène publique de façon assez satisfaisante : ces organisations sont cependant différentes. En laissant ainsi plus de liberté aux initiatives locales, on accroîtra les chances de succès et le jour ne tardera pas où, sur tous les points du territoire, les services s'uniformiseront à peu près d'eux-mêmes, en tenant compte des expériences tentées de divers côtés. Au surplus, le Gouvernement se réserve de pourvoir lui-même à l'organisation du service, dans la forme prescrite par le deuxième paragraphe de l'article 13 du projet ci-après.

Le décret de 1848 a prescrit la formation des conseils d'hygiène dans chaque arrondissement et l'a recommandée dans les chefs-lieux de canton. L'expérience a montré qu'un aussi grand nombre de conseils ne pouvaient utilement fonctionner dans tous les départements en raison de la difficulté du recrutement de leurs membres ; d'autre part, la facilité de plus en plus grande des communications permet aujourd'hui de réunir soit plusieurs cantons, soit même plusieurs arrondissements en une circonscription commune, ayant mêmes intérêts sanitaires. Il est enfin des chefs-lieux d'arrondissement et de canton qui peuvent, à eux seuls, nécessiter la création d'un conseil d'hygiène. Aussi convient-il de laisser aux autorités locales la liberté d'organiser des circonscriptions sanitaires avec toutes les garanties de compétence qu'assurent les divers avis qui doivent être demandés pour le choix de ces circonscriptions. En principe, il est utile que le nombre des commissions soit aussi restreint que possible dans les départements, si l'on veut leur donner une autorité suffisante et efficace.

Conformément à l'avis du comité, le Gouvernement estime que la plus large initiative doit être laissée au conseil général.

De même que le projet réserve à la municipalité le droit d'arrêter le règlement sanitaire prévu à l'article 9 et d'édicter les prescriptions nécessaires pour protéger la santé publique sur le territoire de la commune, de même le conseil général doit demeurer juge des dispositions à adopter pour établir le service sanitaire dans la circonscription départementale.

L'exécution du plus grand nombre de ces dispositions entraînera des dépenses. Or c'est à l'assemblée départementale que l'on demande de voter les crédits destinés à y faire face. Il n'est que juste de lui réserver en retour le droit de discuter, de jeter les bases d'une organisation qu'elle s'efforcera de rendre le moins onéreuse possible pour les finances départementales, tout en assurant à la santé publique un minimum de garantie que l'on est en droit d'exiger. Nous avons vu à l'article précédent quelles sont les dépenses indispensables au fonctionnement du service.

En mettant ces dépenses à la charge des départements, dit M. le rapporteur près le comité, cette assemblée n'a pas cru imposer aux conseils généraux un sacrifice bien lourd. Car les conseils électifs y trouveront certainement l'occasion de fusionner plusieurs services existants, pour le plus grand bien du service, en se maintenant dans les limites des crédits actuels ou en les augmentant très faiblement, au moins au début. Qu'on se rappelle, en effet, le nombre considérable de services qui exercent dans ces départements les diverses parties des attributions confiées aux représentants de l'autorité publique en matière d'hygiène, et l'on ne manquera pas de reconnaître qu'il serait facile, avec la totalité des crédits dépensés pour ces services, de doter suffisamment et non d'une façon dérisoire, des éléments moins nombreux et mieux adaptés au bon fonctionnement de ceux-ci. Le département des Vosges en fournit un exemple des plus topiques, de même que les divers bureaux d'hygiène qui ont pu se créer, en général, avec les ressources disponibles. Les augmentations du crédit sont plus favorablement accueillies dans la suite lorsqu'on a pu se rendre compte de la valeur des avantages acquis et de l'intérêt qu'ont les conseils électifs à les étendre encore au profit de la santé publique.

Mais, de même qu'il a fallu prévoir le cas où un maire négligerait ou refuserait de faire un règlement sanitaire pour la commune qu'il administre, de même il faut prévoir le cas, si improbable que soit une telle éventualité, où le conseil général refuserait d'organiser le service ou l'organiserait d'une manière dérisoire, se donnant l'apparence de faire ce que la loi aurait ordonné et en réalité ne le faisant pas. Si le cas se présentait, l'autorité ne serait pas désarmée et l'intérêt collectif ne resterait pas longtemps compromis. Aux termes de cet article, le préfet ayant saisi le ministre de l'intérieur et le ministre de l'intérieur ayant consulté le comité consultatif d'hygiène, un décret rendu en conseil d'État pourrait avoir raison des résistances injustifiables et imposer au département récalcitrant une organisation, en attendant le jour où le conseil général se déciderait à en faire une. Il existerait à cet effet un règlement type auquel le Gouvernement, sur les indications fournies par les préfets, apporterait les tempéraments et les modifications qui paraîtraient commandés par les circonstances.

Art. 14.

Les dépenses résultant de la délibération du conseil général ou du décret prévu par l'article 13 sont assimilées aux dépenses classées sous les paragraphes 1 à 4 de l'article 60 de la loi du 10 août 1871 (1).

Cette disposition complète l'article précédent. Elle assimile les dépenses prévues à l'article 13 aux dépenses obligatoires pour les départements comprises sous les paragraphes 1 à 4 de l'article 60 de la loi du 10 août 1871.

Elle reproduit l'article 38 de la loi du 21 juillet 1881 sur la police sanitaire des animaux (2). Cette loi a institué un service des épizooties dans chaque département et, par son article 38, a assuré le payement des dépenses indispensables au fonctionnement du service. Est-il excessif de demander que les départements soient obligés de faire pour la protection de la santé humaine ce qu'il a été jugé nécessaire de leur imposer pour protéger la santé des animaux ?

Les conseils généraux resteront libres d'ailleurs de limiter leurs dépenses, pourvu cependant qu'un crédit soit inscrit pour chacun des objets prévus dans les articles précédents et que ce crédit soit tel qu'il permette le fonctionnement du service.

(1) Loi du 10 août 1871 :

Art. 60. — Le budget ordinaire comprend les dépenses suivantes : 1° loyer, mobilier et entretien des hôtels de préfectures et de sous-préfectures, du local nécessaire à la réunion du conseil départemental d'instruction publique et du bureau de l'inspecteur d'académie ; 2° casernement ordinaire des brigades de gendarmerie ; 3° loyer, entretien, mobilier et menues dépenses des cours d'assises, tribunaux civils et tribunaux de commerce, et menues dépenses de justices de paix ; 4° frais d'impression et de publication des listes pour les élections consulaires, frais d'impression des cadres pour la formation des listes électorales et des listes du jury.

Art. 61. — Si un conseil général omet d'inscrire au budget un crédit suffisant pour l'acquittement des dépenses énoncées aux numéros 1, 2, 3, 4 de l'article précédent, il y est pourvu au moyen d'une contribution spéciale, portant sur les quatre contributions directes, et établie par un décret, si elle est dans les limites du maximum fixé annuellement par la loi des finances, ou par une loi si elle doit excéder ce maximum. Le décret est rendu dans la forme des règlements d'administration publique et inséré au *Bulletin des lois*.

(2) Loi du 21 juillet 1881 :

Art. 38. — Un service des épizooties est établi dans chacun des départements en vue d'assurer l'exécution de la présente loi. Les frais de ce service seront compris parmi les dépenses obligatoires à la charge des budgets départementaux et assimilés aux dépenses classées sous les paragraphes 1 à 4 de l'article 60 de la loi du 10 août 1871.

Art. 15.

Des règlements d'administration publique, rendus après avis du comité consultatif d'hygiène publique de France, détermineront :

le mode de déclaration des maladies épidémiques prescrite par l'article 7 ;

les mesures nécessitées par l'application de l'article 8 ;

les modifications qu'il y aurait lieu d'apporter au décret du 8 mars 1887 (1) *pour assurer la surveillance et l'exécution des mesures sanitaires.*

Les conditions d'exécution des travaux d'assainissement seront déterminées par un décret rendu en conseil d'État chaque fois que le Gouvernement aura à faire usage du paragraphe 2 de l'article 1er.

L'article 7 du projet impose la déclaration à l'autorité publique des cas de maladies transmissibles.

Aux termes de l'article 8, la vaccination anti-variolique devra être pratiquée dans le cours de la première année, la revaccination à dix et à vingt ans.

L'exécution de ces prescriptions donnera lieu à une procédure qui devra être la même sur tous les points du territoire. Il n'y a en effet aucun motif d'établir à ce sujet des règles particulières à un ou plusieurs départements.

En ces matières qui touchent à la liberté individuelle, il a paru nécessaire d'assurer aux intérêts privés les garanties qui résulteront de l'intervention du conseil d'État dans l'étude des mesures projetées.

C'est également un règlement d'administration publique qui déterminera les modifications à apporter au décret du 8 mars 1887

(1) Décret du 8 mars 1887 :

Art. 1er. — Le personnel, chargé, sous l'autorité des préfets, de la surveillance du service des enfants assistés, comprend des inspecteurs, sous-inspecteurs, des inspectrices et des sous-inspectrices.

Art. 2. — Le ministre de l'intérieur nomme les inspecteurs, les inspectrices et les sous-inspectrices ; il pourvoit à leur avancement d'après les règles établies par le présent décret.

Art. 5. — Le cadre du personnel comprend quatre classes d'inspecteurs et de sous-inspecteurs. Il y a, au maximum, un inspecteur par département, sauf le département de la Seine.

(Les autres dispositions du décret sont relatives au recrutement du personnel, aux traitements et aux frais de tournées.)

pour assurer la surveillance et l'exécution des lois sanitaires. Ce décret est relatif au recrutement du personnel de l'inspection des enfants assistés.

Il existe une connexité évidente entre les services de l'hygiène publique et ceux de l'assistance, centralisés depuis le 1er janvier 1889 dans une direction unique. On a fait valoir à l'appui de cette réunion qu'elle permettrait de réaliser sans grande dépense supplémentaire diverses améliorations dans les services de l'hygiène en utilisant notamment les inspecteurs des enfants assistés, les médecins des indigents pour recueillir des renseignements sur la salubrité des localités, des habitations et pour concourir à l'application des lois sanitaires.

Il faut, en effet, que l'application de ces lois soit assurée. Ce n'est pas ce qui a lieu actuellement. Ainsi que le fait observer M. le Dr A.-J. Martin dans le rapport présenté au comité consultatif :

Les maires n'ayant pas, en général, une compétence suffisante en matière d'hygiène, ne se préoccupent pas ou très peu de cette question : les préfets n'étant pas renseignés sur les causes d'insalubrité qui existent dans une commune, ne peuvent user de leur droit de mettre le maire en demeure d'exécuter les travaux nécessaires ; enfin, le Gouvernement, n'ayant à sa disposition aucun agent spécial de renseignements, n'est prévenu, le plus souvent, de la présence d'une épidémie que lorsque cette épidémie est déjà déclarée depuis plusieurs jours. A ce moment, elle a pris un certain développement et il devient très difficile de l'arrêter. D'où la nécessité d'établir dans chaque département, auprès des préfets, un agent autorisé de la santé publique qui veillerait à l'exécution des lois, s'enquerrait de la salubrité des différentes communes et signalerait celles où des travaux seraient indispensables.

En même temps cet agent serait d'un précieux secours pour les maires qui désireraient le consulter sur les travaux de salubrité intéressant leurs communes. Enfin, il signalerait à l'administration compétente les cas de maladies contagieuses qui peuvent menacer toute une commune ou toute une région.

Il existe déjà des fonctionnaires de l'État nommés conformément au décret précité du 8 mars 1887 qui sont chargés dans les départements de tout ce qui concerne la protection des enfants du premier âge et exercent ainsi des fonctions d'hygiène et d'assistance. En chargeant ces fonctionnaires de l'inspection des services départementaux d'hygiène et d'assistance publique, on limitera dans la mesure la plus rigoureuse les dépenses à inscrire au budget. Toutefois, il sera indispensable d'augmenter un peu ce personnel et de compléter les prescriptions qui le concernent, notamment celles qui ont trait aux conditions de son recrutement et à ses attributions. Le décret du 8 mars 1887, ayant été rendu sur l'avis du conseil d'État, ne peut être modifié que suivant les formes adoptées pour les règlements d'administration publique.

Enfin le conseil d'État sera appelé à donner son avis sur les conditions d'exécution des travaux d'assainissement chaque fois que le Gouvernement ordonnera ces travaux en vertu de la loi du 16 septembre 1807 (art. 1er, § 2, du projet).

Cette disposition n'est que l'application aux travaux de salubrité d'une jurisprudence constante en matière de travaux publics.

Art. 16.

Quiconque aura commis une contravention aux prescriptions de l'article 8 ou de l'article 9, ou aux décisions administratives régulièrement prises en vertu de l'article 2, de l'article 10 ou de l'article 15, sera puni des peines portées aux articles 479 et 480 du code pénal (1). *En cas de récidive la peine de l'emprisonnement sera toujours prononcée.*

Cet article édicte des pénalités contre ceux qui auront contrevenu aux prescriptions de la loi relative :

1° à la déclaration des maladies épidémiques (art. 7) ;

2° à la vaccination et à la revaccination (art. 8) ;

ou qui auront négligé de se conformer aux décisions administratives prises :

soit en vertu de l'article 10 pour la défense de tout ou partie du territoire contre les maladies épidémiques ;

soit en exécution du règlement sanitaire établi dans chaque commune (art. 9) ;

soit en conformité des règlements d'administration publique et décrets prévus à l'article 15.

Les pénalités établies par le projet consistent en une amende variant de 11 à 15 francs (*art. 479 du code pénal*) et un emprisonnement ne dépassant pas cinq jours (*art. 480 du code pénal*).

En cas de récidive, le contrevenant sera toujours passible de la prison.

(1) Code pénal :

Art. 479. — Seront punis d'une amende de 11 à 15 francs inclusivement :

1° ceux. . . . .

Art. 480. — Pourra, selon les circonstances, être prononcée la peine d'emprisonnement pendant cinq jours au plus :

1° contre ceux . . . .

Les peines qui, actuellement, peuvent être prononcées pour des contraventions ou des délits sanitaires sont très variables. Quelques-unes ont été jugées insuffisantes, d'autres excessives. C'est ainsi que les contraventions aux arrêtés de police municipale ne sont passibles que d'une amende de 1 à 5 francs lorsqu'il n'y a pas récidive, et que les peines édictées par la loi du 3 mars 1822 vont jusqu'à la réclusion, les travaux forcés et la mort.

Ainsi qu'on l'a fait observer, cette loi, avec ses pénalités actuelles, ne restera en vigueur que pour protéger le territoire contre l'introduction des maladies pestilentielles exotiques.

L'article 15 établit des pénalités qui ont paru plus proportionnées aux fautes.

Art. 17.

L'article 463 du code pénal est applicable dans tous les cas prévus par la présente loi. Il est également applicable aux infractions punies de peines correctionnelles par la loi du 3 mars 1822.

C'est-à-dire que, dans tous les cas prévus par la présente loi, s'il existe des circonstances atténuantes, « les tribunaux correctionnels sont autorisés, même en cas de récidive, à réduire l'emprisonnement même au-dessous de six jours et l'amende même au-dessous de 16 francs. Ils pourront aussi prononcer séparément l'une ou l'autre de ces peines, et même substituer l'amende à l'emprisonnement, sans qu'en aucun cas elle puisse être au-dessous des peines de simple police » (Art. 463 du code pénal).

Les peines de simple police sont celles qui consistent dans une amende de 1 à 15 francs ou dans un emprisonnement qui n'excède pas cinq jours.

Art. 18.

La loi du 13 avril 1850 est abrogée.

Sont également abrogées les dispositions des lois antérieures en ce qu'elles auraient de contraire à la présente loi.

Le Gouvernement espère que les explications qui précèdent justifieront à vos yeux les dispositions qu'il a l'honneur de vous soumettre, et c'est avec confiance qu'il vous demande de voter le projet de loi dont la teneur suit :

Le Président de la République française,

Décrète :

Le projet de loi dont la teneur suit sera présenté à la Chambre des députés par le ministre de l'intérieur, qui est chargé d'en exposer les motifs et d'en soutenir la discussion.

PROJET DE LOI

Article premier.

Lorsque le mauvais état sanitaire d'une commune nécessite des travaux d'assainissement, ou lorsqu'une commune n'est pas pourvue d'eau potable de bonne qualité en quantité suffisante pour les besoins de ses habitants, le préfet invite le conseil départemental d'hygiène à délibérer sur l'utilité et la nature des travaux jugés nécessaires.

En cas d'avis contraire à l'exécution de ces travaux, le préfet transmet la délibération du conseil au ministre de l'intérieur, qui, s'il le juge à propos, soumet la question au comité consultatif d'hygiène publique de France.

Sur l'avis conforme du conseil départemental d'hygiène ou du comité consultatif d'hygiène publique, le préfet met la commune en demeure de procéder aux travaux.

Si le conseil municipal n'a pris, dans le délai de trois mois à partir de ladite mise en demeure, aucune mesure en vue de l'exécution des travaux, ou s'il est devenu manifeste qu'il se refuse à leur exécution, ces travaux sont ordonnés par le Gouvernement, et la dépense pourra être mise intégralement à la charge de la commune, dans les conditions de la loi du 16 septembre 1807.

Le conseil général statue dans les conditions prévues par l'article 46 de la loi du 10 août 1871 sur la participation du département aux dépenses des travaux spécifiés ci-dessus.

Art. 2.

Lorsqu'un immeuble, bâti ou non, attenant ou non à la voie publique, est dangereux pour la santé des occupants ou des voisins, le maire invite la commission sanitaire prévue à l'article 13 de la présente loi à délibérer sur l'utilité et la nature des travaux jugés nécessaires.

En cas d'avis contraire à l'exécution de ces travaux, le maire transmet la délibération de la commission au préfet, qui, s'il le juge à propos, soumet la question au conseil départemental d'hygiène.

Sur l'avis conforme de la commission sanitaire ou du conseil départemental d'hygiène, le maire, dans un délai de huit jours à partir de la notification qui lui a été faite de cet avis, met le propriétaire ou l'usufruitier en demeure d'exécuter les travaux.

Un délai qui ne peut être moindre de deux mois, est accordé pour commencer les travaux. Pendant ce délai, un recours est ouvert au propriétaire ou à l'usufruitier devant le juge de paix du canton de la situation de l'immeuble. Ce recours est suspensif.

Le juge de paix statue dans le délai d'un mois à partir du dépôt de la requête au greffe.

S'il prescrit les travaux, il impartit au requérant un délai pour les commencer. A l'expiration de ce délai s'il n'y a pas eu commencement d'exécution, le contrevenant est poursuivi devant le tribunal correctionnel, qui autorise le maire, à défaut de l'intéressé, à faire exécuter les travaux d'office et aux frais du propriétaire ou de l'usufruitier, sans préjudice des amendes, restitutions, dommages et intérêts auxquels le contrevenant pourra être condamné conformément aux articles 471, § 15, du code pénal, et 161 du code d'instruction criminelle.

La dépense résultant de l'exécution des travaux sera prélevée, par privilège et préférence, sur les revenus de l'immeuble, dans les conditions du paragraphe 5 de l'article 2103 du code civil.

Le délai de deux mois ci-dessus étant expiré sans qu'il y ait eu commencement d'exécution des travaux, ni recours de la part du propriétaire ou de l'usufruitier, le contrevenant est traduit devant le juge de paix, qui, à défaut de l'intéressé, autorise le maire à faire exécuter les travaux d'office aux frais du propriétaire ou de l'usufruitier. En même temps, le juge de paix fait application, s'il y a lieu, au contrevenant des articles 471 du code pénal et 161 du code d'instruction criminelle.

Si l'assainissement d'une maison est déclarée impossible par la commission sanitaire ou le conseil départemental d'hygiène, le maire interdit l'habitation, sauf recours devant le juge de paix dans les conditions ci dessus spécifiées.

En cas d'urgence, c'est-à-dire en cas d'épidémie ou d'autre danger imminent pour la santé publique, le préfet peut ordonner l'exécution provisoire de la décision du maire, tous droits réservés.

ART. 3.

Lorsque l'insalubrité est le résultat de causes extérieures et permanentes, ou lorsque les causes d'insalubrité ne peuvent être détruites que par des travaux d'ensemble, la commune peut acquérir, suivant les formes et après l'accomplissement des formalités prescrites par la loi du 3 mai 1841, la totalité des propriétés comprises dans le périmètre des travaux.

Les portions de ces propriétés qui, après l'assainissement opéré, resteraient en dehors des alignements arrêtés pour les nouvelles constructions, pourront être revendues aux enchères publiques, sans que, dans ce cas, les anciens propriétaires ou leurs ayants droit puissent demander l'application des articles 60 et 61 de la loi du 3 mai 1841.

ART. 4.

Aucune habitation ne peut être construite sans un permis du maire constatant que, dans le projet qui lui a été soumis, les conditions de salubrité, prescrites par le règlement sanitaire prévu à l'article 9, ont été observées.

Aucune habitation nouvellement construite ne peut être occupée qu'après autorisation délivrée par le maire, sur le rapport du service sanitaire et constatant que les prescriptions réglementaires ont été observées.

ART. 5.

Lorsqu'un puits, un puisard, un égout, une fosse à purin non étanche, un réservoir naturel ou artificiel, constitue un danger pour la salubrité publique, il est procédé pour son assainissement ou sa suppression, comme à l'article 2.

ART. 6.

Quiconque, par négligence ou incurie, dégradera des ouvrages publics ou communaux destinés à recevoir ou à conduire des eaux d'alimentation; quiconque, par négligence ou incurie, laissera introduire des matières excrémentitielles ou toute autre matière susceptible de nuire à la salubrité publique, dans l'eau des sources, des fontaines, des puits, des citernes, des conduites, des aqueducs, des réservoirs d'eau servant à l'alimentation publique, sera puni des peines portées aux articles 479 et 480 du code pénal.

Tout acte volontaire de même nature sera puni des peines de l'article 257 du code pénal.

Art. 7.

La déclaration à l'autorité publique de tout cas de maladie endémo-épidémique est obligatoire dans un délai de vingt-quatre heures pour tout docteur, officier de santé ou sage-femme qui en a constaté l'existence ou, à défaut, pour le chef de la famille ou les personnes qui soignent les malades.

La liste de ces maladies est dressée par arrêté du ministre de l'intérieur, sur avis conforme de l'académie de médecine et du comité consultatif d'hygiène publique de France.

Art. 8.

La vaccination antivariolique est obligatoire au cours de la première année de la vie ; la revaccination, au cours de la dixième et de la vingt et unième année.

Les parents ou tuteurs sont tenus personnellement de l'exécution de ladite mesure.

Art. 9.

Dans toute commune, le maire est tenu de prendre un arrêté portant règlement sanitaire. Ce règlement comprend les mesures propres à protéger la santé publique, notamment en ce qui concerne la prophylaxie des maladies endémiques et des maladies épidémiques, la salubrité des habitations et des agglomérations.

Ledit règlement est approuvé par le préfet après avis du conseil d'hygiène du département.

Si, dans le délai d'un an à partir de la promulgation de la présente loi, une commune n'a pas de règlement sanitaire, il lui en sera imposé un d'office par un arrêté du préfet, le conseil d'hygiène entendu.

Dans le cas où plusieurs communes auraient fait connaître leur volonté de s'associer, conformément à la loi du 22 mars 1890, pour l'exécution des mesures sanitaires, elles pourront arrêter un même règlement, qui leur sera rendu applicable suivant les formes prévues dans ladite loi.

ART. 10.

Lorsqu'une épidémie, quelles que soient sa nature et son origine, menace le territoire de la République ou s'y développe, et que les moyens de défense locaux sont reconnus insuffisants, il est procédé conformément aux paragraphes 2 et 3 de l'article 1er de la loi du 3 mars 1822.

ART. 11.

Le comité consultatif d'hygiène publique de France délibère sur toutes les questions intéressant l'hygiène publique, l'exercice de la médecine et de la pharmacie ou les eaux minérales, sur lesquelles il est consulté par le Gouvernement.

Il est nécessairement consulté sur les travaux publics, soit d'amenée d'eau d'alimentation, soit d'assainissement.

ART. 12.

Le conseil d'hygiène de chaque département ou les commissions sanitaires doivent être consultés sur les objets énumérés à l'article 9 du décret du 18 décembre 1848, lorsque ces objets ont un intérêt départemental ou communal ; sur l'alimentation en eau potable des agglomérations ; sur la statistique démographique et la géographie médicale ; sur les règlements sanitaires communaux et généralement sur toutes les questions intéressant la santé publique dans les limites de leurs circonscriptions respectives.

ART. 13.

Dans chaque département, le conseil général, après avis du conseil d'hygiène départemental, délibère, dans les conditions prévues par l'article 48 de la loi du 10 août 1871, sur l'organisation du service de l'hygiène publique dans le département, notamment sur la subdivision du département en circonscriptions sanitaires pourvues chacune d'une commission sanitaire; sur la composition, le mode de fonctionnement, la publication des travaux et les dépenses du conseil et des commissions sanitaires ; sur la valeur des jetons de présence et les frais de déplacement.

A défaut de délibération du conseil général sur les objets prévus au paragraphe précédent, ou en cas de suspension de la délibération en exécution de l'article 49 de la loi du 10 août 1871, il pourra être pourvu à la réglementation du service par un décret rendu dans la forme des règlements d'administration publique.

Art. 14.

Les dépenses résultant de la délibération du conseil général ou du décret prévu par l'article 13 sont assimilées aux dépenses classées sous les paragraphes 1 à 4 de l'article 60 de la loi du 10 août 1871.

Art. 15.

Des règlements d'administration publique, rendus après avis du comité consultatif d'hygiène publique de France, détermineront:

le mode de déclaration des maladies épidémiques prescrites par l'article 7 ;

les mesures nécessitées par l'application de l'article 8 ;

les modifications qu'il y aurait lieu d'apporter au décret du 8 mars 1887 pour assurer la surveillance et l'exécution des mesures sanitaires.

Les conditions d'exécution des travaux d'assainissement seront déterminées par un décret rendu en conseil d'État, chaque fois que le Gouvernement aura à faire usage du paragraphe 2 de l'article 1er.

Art. 16.

Quiconque aura commis une contravention aux prescriptions de l'article 8 ou de l'article 9, ou aux décisions administratives régulièrement prises en vertu de l'article 2, de l'article 10 ou de l'article 15, sera puni des peines portées aux articles 479 et 480 du code pénal. En cas de récidive, la peine de l'emprisonnement sera toujours prononcée.

ART. 17.

L'article 463 du code pénal est applicable dans tous les cas prévus par la présente loi. Il est également applicable aux infractions punies de peines correctionnelles par la loi du 3 mars 1822.

ART. 18.

La loi du 13 avril 1850 est abrogée.

Sont également abrogées les dispositions des lois antérieures en ce qu'elles auraient de contraire à la présente loi.

Fait à Paris, le 3 décembre 1891.

Le président de la République française,
Signé : CARNOT.

Par le Président de la République :

Le ministre de l'intérieur
Signé : CONSTANS.

RED. :

19

www.ingramcontent.com/pod-product-compliance
Ingram Content Group UK Ltd.
Pitfield, Milton Keynes, MK11 3LW, UK
UKHW020346180726
13839UKWH00002B/957

9 782329 220604